U0223961

# 癌症真相

## 医生也在读

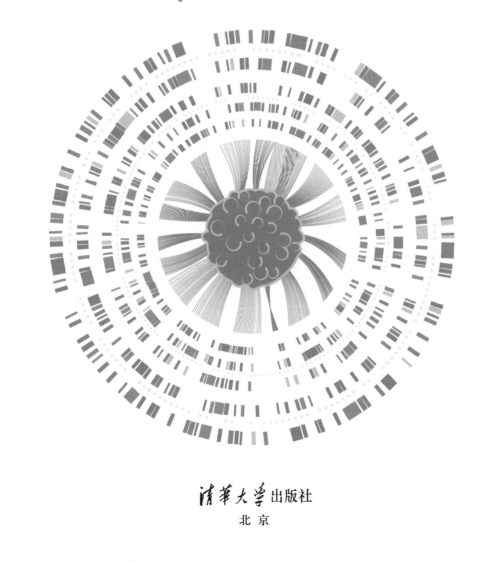

李治中（菠萝） 著

清华大学出版社
北京

**图书在版编目（CIP）数据**

癌症真相：医生也在读 / 李治中著. —北京：清华大学出版社，2021.10（2024.10 重印）
ISBN 978-7-302-58574-9

Ⅰ. ①癌… Ⅱ. ①李… Ⅲ. ①癌—防治—普及读物 Ⅳ. ①R73-49

中国版本图书馆CIP数据核字（2021）第132852号

责任编辑：胡洪涛　王　华
封面设计：于　芳
责任校对：王淑云
责任印制：丛怀宇

出版发行：清华大学出版社
　　　　　网　　　址：https://www.tup.com.cn，https://www.wqxuetang.com
　　　　　地　　　址：北京清华大学学研大厦A座　　　邮　　编：100084
　　　　　社 总 机：010-83470000　　　　　　　　邮　　购：010-62786544
　　　　　投稿与读者服务：010-62776969，c-service@tup.tsinghua.edu.cn
　　　　　质量反馈：010-62772015，zhiliang@tup.tsinghua.edu.cn
印 装 者：小森印刷（北京）有限公司
经　　销：全国新华书店
开　　本：165mm×235mm　　印　张：15.25　　字　　数：247千字
　　　　　（附赠《防癌周历》小册子）
版　　次：2021年11月第1版　　　　　　　　印　　次：2024年10月第6次印刷
定　　价：65.00元

产品编号：093899-01

# 科技工作者的社会责任

非常高兴受到治中的邀请来给《癌症真相：医生也在读》这本书作序。

我非常欣赏作者作为年轻科技工作者所体现出的科学素养和社会责任感，想把这本书推荐给想了解癌症背后科学的人，无论是患者、家属、科学爱好者，还是医生和科研人员。

癌症的科普不容易，一方面因为癌症是非常复杂的疾病，讲清楚很难，写出来容易枯燥；另一方面是因为癌症领域科研进展非常快，每天都有很多新内容，如何把其中的精华准确提炼出来介绍给大众，需要很高的科学素养和判断力。治中这本书是中国少见的将科学性和可读性结合得很好的科普书籍。听说治中的文章在网上被誉为"史上最强的癌症深度科普"，虽然有些夸张，但从一个侧面反映了读者对这类科普文章的渴望和对作者的欣赏。

我想说明的是，这本书的目的是告诉大家癌症预防、各种治疗方法和各种流言背后的科学背景，避免大家因为不了解而恐慌。每个人的癌症都不一样，科普书不能指导大家就诊，更不能代替临床医生的专业意见。虽然作者是癌症生物学和制药方面的专家，但并没有长期在临床工作的背景，书中有些说法难免把握得不是特别准确。如果书中内容和医生意见有了矛盾，请还是相信自己的主治医生。

医学作为整体，不只是一门科学和技术，还包含着人文精神，尤其是与人沟通的艺术。把更多的疾病知识真诚而透明地传递给大众，对营造和谐的医患关系是大有裨益的。而这就要求优秀的医生和科学家，除了做好本职工作，还应积极参与各种形式的患者教育和科普活动。我希望能有更多医生或科学家能读到这本书，并从中找到灵感，做一点事情。帮助建立并巩固患者和社会对专业医务人员的信任，是所有人应该努力的方向，也是当代科学家的社会责任。

是以为序。

曾益新

中国科学院院士

# 有温度的科学家

菠萝，李治中，2001年入学清华生物系本科，比我毕业还晚一年，所以在学校是没有机会认识的。到现在，我们俩也只见过一面。是2014年我去圣地亚哥出差，和很多读博士时候的同学、朋友见面，他老远开车来"凑热闹"。

虽然并不认识，而只见过一面，但我却感觉和菠萝是神交的"密友"。这一方面要感谢微信（企鹅，不谢），让时空距离不见；另一方面是由于和菠萝认识以来他对我一些认识中的"颠覆"。

第一，是对"南方男生"的印象。我承认，作为北方人，对南方男生有很多固有的偏见（对，我很狭隘，早承认了，呵呵）。不过身为蜀人的菠萝虽然"老刘拿牛奶"绝对说不利落，但有视野、有担当、有情怀，更不必说有料有趣了。这对狭隘的我算是颠覆了一把。

第二，是对"理科男生"的印象。其实我得承认，上高中的时候文字功底好的男生，大学都去学物理了。所以对理科男生不是没有敬畏之心。不过学理科的男生后来大都出国，读博，千老（千年老博士后，好凄惨的称呼）。学生物的熬出来的大都在药企，成为灰头土脸，每天为了学区房奔波的中产阶级。所以菠萝这个生物男经过了所有我描述的"路线图"，却没有变得灰头土脸，反而是眼里有光，脑里放电，心里柔软……我不得不收回成见。

第三，是对"人才"的定义。有一次我和菠萝讨论回国的问题，他说自己想回清华，水平不够。这让我开始反思我们受的教育，以及什么样的人是"人才"。我自己"不端不装"地总结一下，真正的人才，就是有意愿、有眼光"没事儿找事儿"，而且有能力把"小事儿"折腾成"大事儿"的人。

菠萝写癌症科普系列，就是"没事儿找事儿"。他自己吭哧吭哧地写，放在人人网上。我发现的时候，他都写了将近 10 篇了。后来发在我和先生华章的微信公众号"奴隶社会"上，文章累计有百万阅读量（这还不包括盗版）。他不仅越写越好，还和小伙伴们做了"健康不是闹着玩"这个微信公众号，好文不断。他还不声不响地搞了"向日葵儿童癌症信息网站"，来自于世界各地的 100 多名志愿者做了大量的总结和翻译工作，不到半年就上线了，而且有门有脸，有货有料——"小事儿"折腾成了"大事儿"。

菠萝自己写过一篇向日葵网站的介绍文章，名叫《无处安放的信任》。他说关于"回国"，大家考虑的最多的是信任感的缺失。他的这些行动，希望在自己有知识的领域，给大家的信任一个出口。

我们每天在自己柴米油盐的生活里，其实经常会想一些"大"问题。不是因为我们身居高位，是因为各种柴米油盐里的小事情也会促使我们想大问题：

世界问题多吗？多。

令人沮丧吗？经常。

信任缺失吗？肯定。

有无力感吗？总有。

沮丧之余，退一步想想，虽然我们不是什么了不起的人物，但毕竟是从中国一流的大学毕业，出国深造，做了有一定影响力的工作。如果我们也沮丧和无力，那希望在哪里呢？所以面对无力感我们能做的，只有行动。用行动"没事找事"，用自己的能力和智慧，把小事折腾成大事。

路才刚刚开始。和菠萝共勉。

李一诺

盖茨基金会北京代表处首席代表

微信公众号"奴隶社会"主编

# 乐观地和绝症一起进行人生冒险

"他得了结肠癌。我们要马上安排一台急诊手术。" 2012 年 6 月 4 日，当我刚做完为"排除患癌可能性"的肠镜检查后，眼睛还因为麻醉药没法睁开——就清晰地听到了这一事实。从此，那一瞬间便永远留在了我的人生记忆中。

我居然得癌症了？才 40 岁就得癌症？我身体健康，从不暴饮暴食，经常锻炼，体重正常，也不抽烟。而且讽刺的是，我还是一个研发抗癌新药的科学家。是的，我知道我有结肠癌的家族史，我的风险比正常人高一些，但我的亲属们都是 60 岁之后才得癌症的。更荒谬的是，为了慎重起见，我计划从 40 岁就开始做肠镜筛查。谁知人算不如天算，在 40 岁那年，我不仅得了癌症，还已经转移了。

虽说刚开始治疗效果还不错，但我的肿瘤在两年后复发了，癌细胞变得对化疗不敏感，且手术无法清除。这个时候，我开始了一段"乐观地和绝症一起进行冒险"的人生旅程。我是如何面对诊断结果的呢？其实我和大多数人一样：极度恐慌，怕得要死，无所适从。当一个年轻人突然直面死亡时，往往都是这样。我对癌症一点也不陌生，因为我长期照顾身患胰腺癌晚期的母亲直到她去世，也因为我是一个肿瘤学家。但这些都没用，我记得当自己躺在妻子怀里哭泣不止的时候，只说了一句话："我这辈子很少怕什么东西，唯一怕的就是癌症。"在那之后，我泣不成声。

很多事的发生没什么理由。当我抬头看到了我两个女儿时，才突然意识到，生命中有太多值得为之活下去的东西。我身体中的那位肿瘤学家终于开始占据上风了。我重新理顺思路，告诉自己："好，癌症归根结底是一个科学问题。我是一个科学家，科学是在不断进步的，我没有理由否认我们终究会攻克癌症。"

在那一刻，我开始了这辈子最大的一个科研项目：治疗自己的癌症。现在，三年过去了。癌细胞依然在我体内，但我远比当年更加乐观！

我做癌症研究已经超过 20 年了。我可以非常诚恳地说，迄今为止，肿瘤学家从没有像现在这样对攻克癌症雄心勃勃，因为新的革命性药物层出不穷。这些重大突破包括，更好的靶向药物，最新的病毒和细胞疗法，以及已经彻底改变很多癌症患者命运的免疫治疗（免疫检验点抑制剂）。这绝不是炒作！免疫疗法已经在多种癌症治疗中显示了非常好的疗效，抗肿瘤药物的研发模式也被彻底改变了。正是由于这些科学和技术的进步，现在我们治疗癌症的目标，已经从有限地延长患者生存时间，转变为治愈绝大部分儿童和成人癌症患者。

因此，我一直称自己为"暂时无法治愈"的癌症患者。因为，我看到了这么多令人鼓舞的新药和癌症研究进展，我坚信癌症治疗将迎来更大的革命性突破，更多患者会因此受益！每位科学家的身边也都有亲人或朋友是癌症患者。我坚信不疑：这些才华横溢和动力十足的科学家，再加上充足的研究经费，一定能解决任何科学问题，包括癌症。我还相信，我们正处在癌症药物研发的黄金时代。

科学在发展，但它来得及拯救我的生命吗？我不知道。但我确信我太太的有生之年一定能看到大部分结肠癌患者被治愈的那一天，当然，也希望我能等到那一天。

我喜欢用"希望"这个词，因为作为一个研究癌症的科学家，以及一个"暂时无法治愈"的癌症患者，我满怀"希望"。你，也应该和我一样！

李治中博士的《癌症真相：医生也在读》这本书，来得正是时候！它邀请大家一起来见证这个历史性的时刻。这本书从多个角度讲述癌症，从科学原理到个人体验，从历史经验到最新前沿。重要的是，这本书的字里行间充满了目前抗癌治疗领域的进展给作者带来的"兴奋"和"希望"，这和我，一位科学家同时也是一位晚期癌症患者的感受完全一样。我相信这本书能够给各位患者和家属带来力量，同时也会让大家对战胜病魔燃起希望！

致敬生命！

汤姆斯·马斯尔泽博士 [1]

---

[1] 汤姆斯·马斯尔泽，一位"暂时无法治愈"的晚期结肠癌生存者，药物化学专家。

# Adventures in Living Terminally Optimistic

"He has colon cancer. We'll schedule an emergency surgery immediately." June 4, 2012. I was still too sedated to be able to open my eyes following a colonoscopy to "rule out cancer" — but I could hear. An audio-only moment that will be seared in my memory for the rest of my life.

Me have cancer? At age 40? I was in good overall health, ate reasonably well, exercised, was a healthy weight, a non-smoker and ironically a scientist who designed new oncology drugs. Yes, there was a history of colon cancer in my family – but all of them were diagnosed in their 60's. Ironically, to be "extra safe", I planned to have my first colonoscopy at age 40. At age 40, I was already metastatic.

After a recurrence showing that my cancer is chemo-resistant and unable to be cured surgically, thus began my "adventures in living terminally optimistic". How did I approach my diagnosis? I think like most people – with a sense of overwhelming panic and dread. Staring death in the face, especially as a young person, causes that to happen. As I wept in my wife's arms, being someone who had both been an end of life caregiver to my mother as she succumbed to pancreatic cancer and an oncology researcher all I could say was "I'm afraid of very few things in life. Just about the only thing I have ever feared was cancer." After that, I could not speak any more.

But then something happened. I looked at my two little girls and realized I had so much to live for. The oncology scientist in me also began to take control. When I regained my composure, I decided. "OK, this is a scientific problem. I am a scientist & science is always advancing. I will not assume I can't beat this." At that point I began to approach my cancer as the greatest scientific research project of my life. That was now over 3 years ago. I am even more terminally optimistic now than I was upon diagnosis!

I have been an oncology researcher for more than 20 years. I can honestly say there has never been as much true excitement amongst oncology scientists ever about the incredible pace of new & exciting cancer drug breakthroughs as right now. These breakthroughs range from improved targeted therapies, to novel treatment methods such as viral and cellular therapies, to the truly groundbreaking & paradigm shifting checkpoint inhibitor immunotherapies! This is not hype. Now that immunotherapies have recently been showing significant clinical activity in multiple advanced cancers, the entire field of oncology drug discovery has been transformed. The required technology & scientific pieces are starting to come together with the new goal to cure significant numbers of children and adults with advanced stage cancer, instead of the traditional more limited goal of relatively modest increases of lifespan.

This is why I always describe myself as "currently incurable" because from my inside view, I see so many promising new cancer drugs & strategies, I can't feel anything but optimistic that major cancer treatment breakthroughs are fast approaching patients! I am a firm believer that once you have a critical mass of research funding, brilliant scientists and a strong drive to succeed (all scientists know someone who has been stricken by cancer), the human race can solve any problem – including cancer. I believe we are currently living in that moment for cancer drug discovery. Will new advances be made fast enough to save my life? I firmly believe and know that most cases of advanced colon cancer will be cured within my wife's lifetime – I hope and believe there is a chance that it will happen in my lifetime! Note the word HOPE in that sentence. From my insider's view as both an oncology research scientist and a "currently incurable" patient, I have a lot of HOPE and so should you!

*Cancer Insights* by Zhizhong Li is the perfect book <u>for exactly this moment in history</u>. It describes cancer from a range of angles from the scientific to the personal, from the historical to the cutting-edge. It also is infused by that feeling of excitement and HOPE in recent scientific progress that I share – not only as a scientist but as a stage IV cancer patient. I believe that *Cancer Insights* will bring you the necessary information to empower you and I also believe that it will infuse <u>you</u> with Hope.

**To Life!**

**Dr. Tom Marsilje**

# 致敬生命

时间过得真的很快，一转眼《癌症真相：医生也在读》已经出版六年了。中国的生物医药和医疗行业在以前所未有的速度发展，就在过去短短六年，发生了很多的事情。

当年，我抨击中国泛滥的"细胞疗法"谋财不害命的时候，还没有发生"魏则西事件"。书里明确写了他接受的那种疗法是无效的，但很遗憾，魏则西没有看到。事件发生以后，搜索引擎中的医疗机构（产品）竞价排名现象、各种违规的神医神药宣传受到广泛关注，莆田系承包医院科室的罪恶面纱也被揭开。

当年，我介绍HPV疫苗的时候，它还没有在中国内地上市，需要接种的人只能去香港或者海外。但现在，二价、四价和九价疫苗都已经上市，越来越多人认识到了它的价值，开始主动接种疫苗。疫苗反而长期供不应求。

当年，我第一次科普PD-1类免疫疗法的时候，中国大众很少有人听说过，连很多医生都不知道。而现在，不仅已经有多个药物在中国上市，成为了不少癌症类型的标准疗法，而且好几个药物还被纳入了医保，中国有着全球最低的免疫药物价格，很多患者从中获益。

当年，我写癌症科普文章的时候，中国很少有人写这方面的东西，但随着自媒体的发展，现在有了很多科普大V，包括很多肿瘤科医生也开始积极打造自己的科普品牌。不仅有文字，还有漫画、动画和视频等各种形式。确实没想到，癌症科普也成了竞争激烈的行业。

由于这些领域的快速发展，我们决定改版《癌症真相：医生也在读》，优化它的板块内容，更新信息，让它更加契合现在的情况，给大家带来更好的阅读体验。

过去八年，我一直在坚持做癌症科普，写了近1000篇文章，做了近百个视频。

我发现，虽然做科普的人越来越多，但大家对癌症的误解依然很深。

依然有很多人觉得癌症就是绝症，一听说得了癌症，就被吓得六神无主。精神状态和免疫系统密切相关，恐惧癌症可能真的会让治疗效果大打折扣。

依然有很多人讳疾忌医，不到痛到不行，坚决不到医院检查。在中国晚期癌症比例特别高，不仅严重拉低了癌症生存率，还大大增加了治疗费用。

依然有很多人以为手术、化疗和放疗都是无效的，只是医生谋财的手段。他们拒绝正规治疗，很容易掉进骗子的怀抱，最终人财两空。

虽然科普内容多了，但大家感觉找到靠谱的信息没有变得更容易，甚至变得更糟了。为什么呢？

因为我们兼职辟谣，人家全职造谣。虽然科普内容多了，但伪科学增长地更多，环境反而更加恶化了。

各种所谓"抗癌商品"层出不穷。分子水、离子水、量子水，水货不断；祖传秘方、欧美秘法、大师秘方，防不胜防。

"魏则西事件"沉寂了几年后，最近各种抗癌的"干细胞疗法""免疫细胞疗法"又有了露头的迹象，只不过换了个名字。我们又看到不少患者花费数万元，甚至几十万元去接受这些没有经过临床研究的疗法。

伪科学大行其道，真正科学的知识反而不受待见。"HPV疫苗阴谋论"依然充斥网络，HPV疫苗上市多年，在中国的接种率只有1%，而在很多发达国家已经超过60%。很多不明真相的女性由于谣言而放弃了这个最有可能预防癌症的手段。

每次辟谣的时候，我都会有一种无力感，因为我知道，辟了一个谣言，还会有千千万万个谣言等着大家。全职造谣的人不会消停，谣言真的是辟不完的。

所以，在我的书里，除了告诉大家知识，还特别希望能启发大家思考。授人以鱼不如授人以渔，对大家真正有帮助的，是系统性的知识和科学的思考方法。这样才能从根本上理解癌症，举一反三，抵御谣言。

虽然讲的是癌症这种专业话题，但大家不用担心，这本书是非常容易理解的。我的读者群里既有80岁的老人，也有18岁读书的学生。前两年有一位8岁的小朋友，他读了这本书后还画了思维导图给别人讲解，这让我非常欣慰。所以，请大家放松，在不知不觉中，你就会扫清很多对癌症的误解。

关于癌症，有两件事是一定会发生的：第一，癌症患者会越来越多；第二，死于癌症的人会越来越少。

想知道为什么会是这样？那就一起来了解癌症的真相吧。

愿大家都理性面对，不再恐慌。

致敬生命，To Life！

菠萝

# 目　录

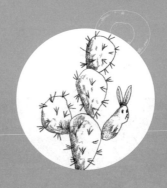

# 癌症是什么

大家谈癌色变，主要是因为对它完全不了解。在本章节，我会给大家解读癌症最根本的几个问题：什么是癌症，为什么人会患癌症，为什么癌症会致命，为什么癌症可能复发？

# 癌症和肿瘤

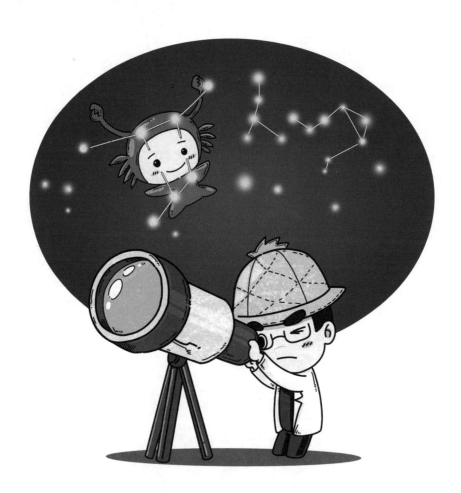

癌症和肿瘤这两个词经常通用，一般情况下也确实没太大问题。一定要纠结的话，这两个词还是有一些区别的。从科普角度，肿瘤的属性是"固体"，而癌症的属性是"恶性"，所以恶性固体肿瘤就是癌症，良性肿瘤不是癌症，被绕晕了吗？

用数学公式来表示更简单直观：

癌症 = 恶性实体肿瘤 + 血癌
肿瘤 = 良性肿瘤 + 恶性肿瘤
良性癌症 = 不存在

这俩在英文中也是有区别的，肿瘤的英文是 tumor 或者 tumour，而癌症的英文是 cancer。说起 cancer 这个词，喜欢研究星座的各位应该不陌生，因为巨蟹座的英文就是 cancer！巨蟹座同学们，哭吧哭吧哭吧不是罪。

癌症和巨蟹座居然使用同一个名字？关键是这俩名字有联系吗？还真是有的。

cancer 作为癌症名字来源于公元前 400 多年的希腊传奇医生，号称"西医之父"的希波克拉底（Hippocrates）。传说中，某天希波克拉底在观察一例恶性肿瘤的时候发现肿瘤中伸出了很多条大血管，看着就像螃蟹的腿一样，于是他就用希腊语里的螃蟹"caricinos"来称呼这种疾病，在英文里面就是 cancer。所以，癌症说起来也可以叫"大螃蟹病"。

有意思的是，几乎和他同时期，春秋战国时期的中国也出现了中医重要奠基人物——扁鹊。中西方现代医学几乎同时起源，却各自发展，到后来更是渐行渐远，形同陌路。合久必分，分久必合，现在不少人又在致力于把中西医学理论实践统一起来，值得大家关注。

# 什么导致了癌症?

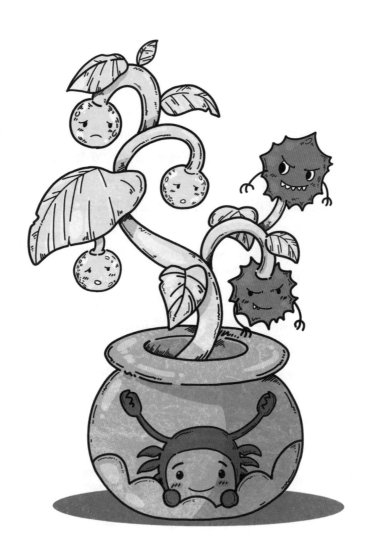

导致癌症最重要的因素是什么？基因？污染？饮食？抽烟？都不是，和癌症发生率最相关的因素是年龄！

2013年中国第一次发表了《肿瘤年报》，从下图可以清晰地看出两点：第一，无论男女，癌症发病率从40岁以后就呈指数增长；第二，老年男性比女性得癌症概率高。

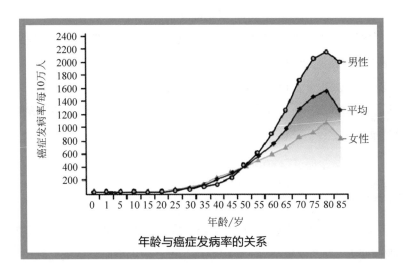

年龄与癌症发病率的关系

从患病年龄来看，绝大多数大家熟悉的癌症：肺癌、肝癌、胃癌、结直肠癌等，都属于老年病！小孩也可能得癌症，但他们的癌症类型很特殊，和成人的完全不同。比如儿童白血病常见，但几乎没见过小孩得原发性肺癌、直肠癌的。

因此，随着人类平均寿命的增加，得癌症的概率越来越高是必然的，无论如何控制环境污染、食品安全都不能逆转。为什么苍蝇很少得癌症？因为它们寿命很短，还没来得及得癌症就已经死了。而宠物猫、狗都会得癌症，原因是在人类的爱护下，它们的寿命可以长达10多年，甚至20多年，相当于人的70~100岁，因此后期得癌症的概率比较高。

**除了年龄，还有其他因素与癌症发病有关系吗？肯定有。**

癌症发生的根本原因是基因突变。每个人体内有两万多个基因，已知真正和癌症有直接关系的有几百个，这些致癌基因中突变一个或者几个，癌症发生的概率就会大大提高。基因为什么会突变？什么时候突变呢？

基因突变主要发生在细胞分裂的时候，每一次细胞分裂都会产生突变，但是绝大多数突变都不在关键基因上，对癌症发生不产生影响，因此癌症仍然是小概率事件。那细胞什么时候分裂？生长或者修复组织的时候。

我自己总结的简单数学公式：

$$P=abcd$$

式中，$P$ 为癌症发生概率；$a$ 为细胞分裂次数；$b$ 为每次分裂产生突变基因数目；$c$ 为突变基因是致癌基因的概率；$d$ 为免疫系统清除癌细胞失败概率。

在这个公式中，$c$ 对每个人都是一样的，完全是个概率问题。每个人得癌症概率不同，关键是 $a$、$b$、$d$ 3 个数字不同。绝大多数和癌症相关的因素都可以用这个公式推导和解释。

## 为何老年人比年轻人容易得癌症？

人活每一天都伴随着大量的细胞更新，岁数越大，细胞需要分裂的次数就越多，$a$ 数值变大；同时岁数越大，免疫系统越弱，对癌细胞清除能力减弱，$d$ 数值变大。

## 为何乙肝患者容易得肝癌、吸烟者容易得肺癌？

人体器官受到损伤后需要修复，而组织修复都需要靠细胞分裂完成。器官长期慢性损伤，会导致组织反复修复，细胞分裂次数 $a$ 变大，就容易诱发癌症。虽然很多慢性乙肝病毒携带者没有急性症状，但乙肝病毒会缓慢、长期地伤害肝细胞，导致反复的肝细胞"死亡—分裂"循环，因此乙肝病毒携带者容易患肝癌。类似的道理，吸烟或空气污染损伤肺部细胞，因此长期吸烟或重度雾霾容易致癌；暴晒损伤皮肤细胞，因此经常晒伤皮肤者容易患皮肤癌；吃刺激性或受污染的食物损伤消化道表皮细胞，因此长期吃过辣、过烫或污染食物会增加食管癌、胃癌、大肠癌、直肠癌的发生率，等等。

## 为何安吉丽娜·朱莉（Angelina Jolie）得癌症的概率远超正常人？

　　每个人细胞分裂一次所产生突变的数目 $b$ 是不同的。这个值主要受到遗传的影响，有些人天生携带一类基因突变，这些突变虽然不能直接导致癌症，但是会让他们的细胞每次分裂产生的突变数目大大增加。好莱坞著名影星安吉丽娜·朱莉为了防止得乳腺癌和卵巢癌而先后手术切除了乳腺和卵巢，该新闻轰动全球。她做此决定的原因就是她家族和本人都有 BRCA1 基因突变。携带这个突变的人，细胞分裂一次产生的突变比正常人高几十倍，甚至上百倍，因此她家族中多名女性，包括她的母亲很早就患上乳腺癌。朱莉个人被估计有 87% 的可能性患乳腺癌，50% 的可能性患卵巢癌。她提前切除乳腺和卵巢的举动，在很多人眼里是有争议的，因为这并不能保证身体其他部位不会发生癌变，同时手术带来的长期副作用是巨大的。但是她的勇气还是让我无比佩服，只能想到一个词——壮士断腕。

　　大家不妨把自己感兴趣的致癌因素找出来，看看这个公式是否真的适用。

# 癌症如何导致死亡?

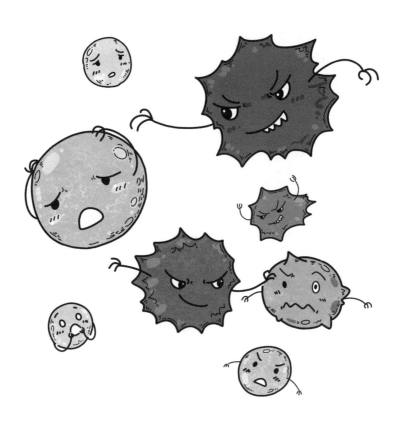

　　大家谈癌色变，主要的原因就是患癌症后死亡率很高，但是要说清楚癌症到底是怎么让患者死亡的，可能很多人都说不上来了。为什么有人长了很大的肿瘤，做完手术就没事了，但是有人刚被查出癌症就去世了呢？

　　首先说肿瘤的严重性和肿瘤大小并没有相关性，2012 年有个著名新闻，越南人 Nguyen Duy Hai（阮敦海，音译），4 岁就开始长肿瘤，等到 30 岁的时候右腿肿瘤已达到惊人的 90kg！在这 26 年中，他慢慢失去行动能力，但奇怪的是，他居然没有太多别的症状，在做完手术后，看起来也比较正常。我们在新闻上也时常看到从肚子里取出超级大肿瘤的故事。这种大肿瘤看起来很恐怖，但是只要位置不在关键内脏，实际上对生命的威胁并不大。此外，这种巨大的肿瘤肯定是良性肿瘤，因为如果是恶性的，是没有机会长这么大的。

　　良性肿瘤和恶性肿瘤的区别是什么？是看肿瘤是否转移。良性肿瘤不转移，属于"钉子户"，只要手术切除肿瘤本身就算治好了。而恶性肿瘤无论大小，都已经发生了转移，可能在血液系统里，可能在淋巴系统里，也可能已经到了身体的其他器官。恶性肿瘤的转移并不是肿瘤长到一定大小才发生，而是可能在肿瘤很小还检测不到的时候就发生了转移，这就是为什么很多癌症患者刚确诊就发现已经扩散到了全身。很多癌症（比如乳腺癌）转移一般首先到达淋巴结，然后才顺着淋巴系统到达其他系统，所以临床上对肿瘤患者常常进行肿瘤附近的淋巴结穿刺检查，如果淋巴结里面没有肿瘤细胞，说明肿瘤很可能还没有转移，患者风险较小，一般局部治疗（比如手术或放疗）以后就能控制住疾病。

　　那癌症到底是怎么致命的呢？这个问题并没有确定答案，每个患者个体情况都不同，最终造成死亡的原因也不同。但是大致说起来往往和器官衰竭有关，或是某一器官衰竭，或是系统性衰竭。肿瘤，无论是否恶性、是否转移，过度生长都可能会压迫关键器官导致死亡，比如脑瘤压迫重要神经导致患者死亡；肺癌生长填充肺部空间，导致肺部氧气交换能力大大降低，最后患者因肺衰竭而死亡；白血病细胞挤压正常红细胞和免疫细胞生存空间，造成系统性缺氧，出现免疫缺陷而致患者死亡。

　　恶性肿瘤之所以比良性肿瘤危险，就是因为它已经转移。肿瘤转移后危险性大大增加，一方面是一个肿瘤转移就变成 $N$ 个肿瘤，危害自然就大；另一方面是因为肿瘤喜欢转移的地方往往是有非常重要功能的地方，最常见的转移是脑转移、肺转移、骨转移和肝转移。这 4 个地方还有一个共同特点：由于器官的重要性，手术往往很保守，很难完全地去除肿瘤。所以乳腺癌发现得早，手术摘除乳腺或者乳房就好了，患者可以正常、健康地生活几十年。但是如果乳腺癌转移到了双肺或者脑部，就很难根治了，因为医生不能把肺部或者大脑全部摘除。

癌症致死有时候并不是某一个器官衰竭造成的，而是由于系统性衰竭。有很多癌症，由于现在还不清楚的原因，会导致患者体重迅速下降，肌肉和脂肪都迅速丢失，无论患者吃多少东西，输多少蛋白质都没用，这个现象叫"恶病质"（cachexia）。恶病质现在无药可治，是不可逆的。由于肌肉和脂肪对整个机体的能量供应、内分泌调节至关重要，出现恶病质的癌症患者很快会出现系统性衰竭而死亡。

例如全民偶像乔布斯，在诊断胰岛细胞神经内分泌肿瘤后活了 8 年，算是不小的奇迹，但大家如果仔细看他患病过程中的照片对比，能清楚地发现他身上的肌肉和脂肪在后期几乎已经消失殆尽。他最后还是由于器官衰竭而去世的。

# 癌症为何如此难治？

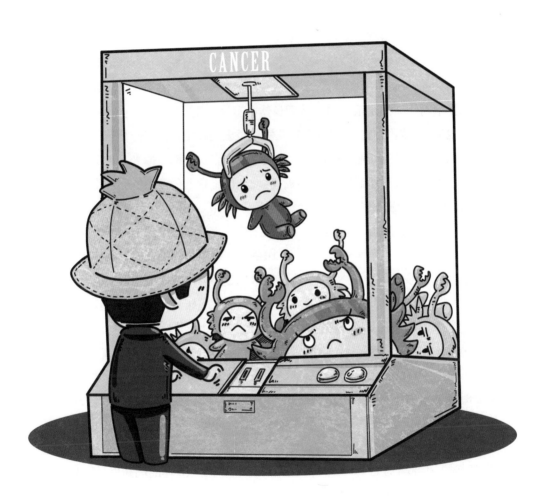

在很多人心目中，癌症和艾滋病是最恐怖的两种疾病。如果你问我，癌症和艾滋病哪个会先被攻克？我的答案肯定是艾滋病。

癌症为何那么难治？在我看来有三个主要原因。

第一个原因是癌症是"内源性疾病"，癌细胞来自患者自己，是患者身体的一部分。对待"外源性疾病"，比如细菌感染，我们有抗生素，效果非常好。抗生素为何好用？因为它只对细菌有毒性，而对人体细胞没有作用，因此抗生素可以用到很高浓度，让所有细菌死光光，而患者毫发无损，全身而退。

要搞定癌症就没那么简单了。癌细胞虽然是变坏了的人体细胞，但仍然是人体细胞，所以要搞定它们，几乎注定是"杀敌一千，自损八百"的结果，这就是大家常听到的"副作用"。例如，传统化疗药物能够杀死快速生长的细胞，对癌细胞当然很有用，但是很可惜，我们身体中有很多正常细胞也是在快速生长的，比如头皮下的毛囊细胞。毛囊细胞对头发生长至关重要，化疗药物杀死癌细胞的同时，也杀死了毛囊细胞，这是为什么化疗的患者头发都会掉光。负责造血和维持免疫系统的造血干细胞也会被杀死，因此化疗患者的免疫系统会非常弱，极容易感染。消化道上皮细胞也会被杀死，于是患者出现严重腹泻、没有食欲，等等。正因为这些严重副作用，化疗药物不能大量使用，浓度必须严格控制，而且不能持续使用，必须一个疗程一个疗程来。医生其实每时每刻都在治好癌症和维持患者基本生命之间不断权衡，甚至妥协。如果化疗药物也能像抗生素一样大剂量持续使用，癌症早就被治好了。这是我为什么觉得艾滋病会比癌症先被攻克的主要原因，毕竟艾滋病是由艾滋病病毒引起的"外源性疾病"，理论上我们可能找到只杀死艾滋病病毒而不影响人体细胞的药物。

第二个原因是癌症不是单一疾病，而是几千几万种疾病的组合。世界上没有完全相同的两片树叶，世界上也没有两个完全相同的癌症。比如肺癌，在中国和美国都是癌症第一杀手。中国现在每年新增超过70万肺癌患者，美国也有20多万。常有人问我："美国有什么新的治疗肺癌的药吗？"我说："有是有，但是每种药只对很少部分患者有用。比如我以前同事用了近10年时间研发的肺癌新药'塞瑞替尼'，只对3%~5%的肺癌患者有很好的效果。"但为什么花了10年研究出的新药只对很少的患者有效呢？

简单按照病理学分类，肺癌可分为小细胞肺癌和非小细胞肺癌。那是不是肺癌就这两种呢？不是的。我们知道，癌症是由于基因突变造成的，最近一项系统性基因测序研究表明，肺癌患者平均每人突变数目接近5000个！每个人突变的组合都不同，每个患者的基因组都是特异的。中国这70多万肺癌患者，其实更像70多万种不同的疾病。

当然，这不是说我们需要70多万种不同的治疗肺癌的药。这几千个突变里面，绝大多数对癌细胞生长不起作用，只有几个突变是关键的，只要抓住了这几个关键基因，我们就有可能开发比较有效的药物。但是无论如何，制药公司开发的抗癌新药，即使是灵丹妙药，也不可能治好所有的肺癌患者。回到刚才的问题，为什么新药塞瑞替尼只对3%~5%的肺癌患者有效？因为塞瑞替尼针对的是突变的*ALK*基因，而中国只有3%~5%的肺癌患者才有*ALK*基因突变，对没有*ALK*基因突变的肺癌患者，这个药物是完全无效的。所有近期上市的抗癌新药都是这样，它们针对的都只是一部分特定的癌症患者。

因为癌症的多样性，药厂几乎注定每次只能针对很少的患者研发药物，每一个新药的开发成本是多少呢？平均来说，是10年+20亿美元！这样大的时间、金钱投入，导致我们的研究进展缓慢，要攻克所有的癌症，即使不是遥遥无期，也是任重而道远。

第三个原因是癌症可以很快产生抗药性。这点是癌症和艾滋病共有的、让大家头疼的地方，也是目前为止我们还没有攻克艾滋病的根本原因。大家可能都听说过超级细菌。在抗生素出现之前，金黄色葡萄球菌感染是致命的，它可以引起败血症。但是人类发现青霉素以后，金黄色葡萄球菌就不那么可怕了。然而生物的进化无比神奇，由于我们滥用青霉素，在它杀死99.999999%细菌的同时，某一个细菌突然产生了新的基因突变，进化出了抗药性，它们不再怕青霉素，变得非常危险。于是人类又努力找到了更强的抗生素，比如万古霉素。但是现在已经出现了同时抗青霉素和万古霉素的金黄色葡萄球菌，这就是超级细菌。

生物进化是一把"双刃剑"。自然赐予我们这种能力，让我们能适应不同的环境，但是癌细胞不仅保留了基本进化能力，而且更强，针对我们给它的药物，癌细胞不断变化，想方设法躲避药物而存活下来。塞瑞替尼在临床试验的时候，研究人员就发现有很多癌细胞在治疗几个月以后就丢弃了突变的*ALK*基因，进而产生新的突变来帮助自己生长，这么快的进化速度，不禁让我感叹自然界面前人类的渺小。

# 从人类社会角度来认识癌症

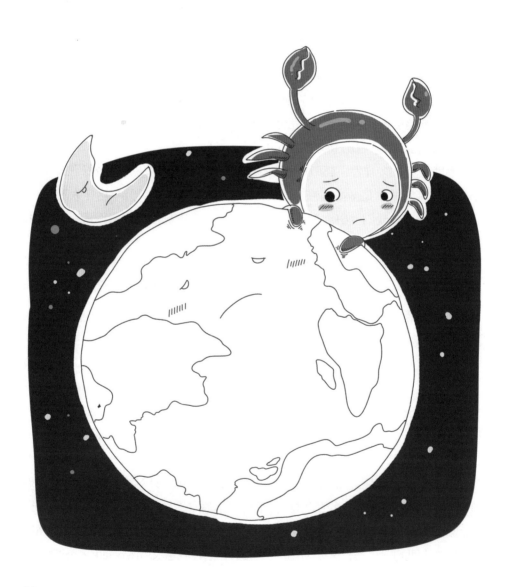

宏观社会和微观社会有很多相似之处。我发现不少看起来非常深奥的癌症专业问题，如果和人类社会的发展做对比，就变得非常容易理解。

不信？

咱们一起来看看这 7 个问题。

## 癌细胞为什么会转移？

绝大多数癌症患者都是死于癌细胞转移。如果肿瘤细胞在一个地方待着不动，就叫良性肿瘤，是很可能被手术治愈的。那癌细胞为啥会转移呢？

因为世界那么大，想出去走走。

人类不就到处迁徙吗？

咱们的祖先本来在非洲，但有个别好奇心重的人走了出来，一路冒险，到欧洲、亚洲、美洲、大洋洲，死伤无数，但有极个别成功的，在新的环境定居，繁衍后代，成为当地的亚当和夏娃。

癌细胞也一样，它们从一个地方开始发展（原发肿瘤），偶尔，有个别好奇心重的细胞脱离集体，进入血液或淋巴循环。这样的细胞多数在路上都死掉了，只有极少数能活下来，并且在新的器官定居，生长出新肿瘤。

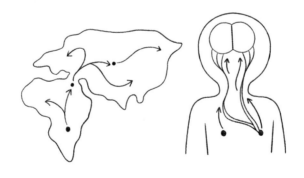

## 癌细胞为什么并不可怕？

身体里有癌细胞其实并没有什么，就像地球上有人类，并不是注定要毁灭。

现代人类（智人）诞生已经 20 多万年了，在现代工业革命和人口爆炸之前，人类对地球整体生态没什么影响。

因此，在癌细胞全面失控爆发之前，其实对身体影响应该是很小的。30 多岁的男性中，约 30% 的人前列腺已经存在癌变细胞，60 岁以上的人群中这个比例更高达 70%，但其实只有 14% 的人会真正被诊断为前列腺癌。人体和癌细胞，完全可以共存很长时间，甚至终身共存。

## 癌细胞为什么潜伏期长达 10~30 年?

绝大多数癌症，从最初细胞突变，到最后真正变成癌症，需要很长时间，通常是 10~30 年。为什么需要这么长时间?

主要是在等待发生新的基因突变。

新的突变能让癌细胞生长更快，不容易死亡，同时，能让癌细胞改造周围环境，为自己服务，逃脱免疫系统监管。

这和人类历史简直是一模一样。

从下图可以看出，人类从 20 万年前产生，一直人口都很少，直到 1800 年以后才突破 10 亿，然后开始大爆发。

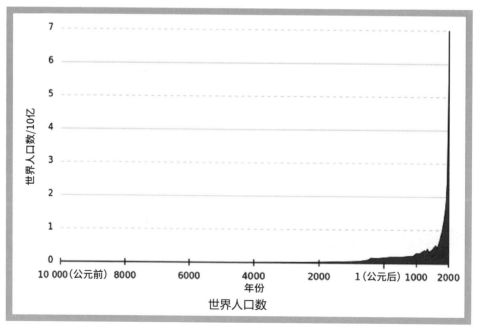

世界人口数

为什么用了这么久？因为我们在等待工业革命，就像癌细胞在等待新的突变。

这场革命带来了干净的生活用水，带来了批量生产的抗生素和疫苗，于是人类病死率下降，寿命变长。同时，人类能更好地改造环境，为自己服务，并且逃脱各种自然的限制。

## 为什么癌细胞不停地生长？

因为多数癌细胞都希望多繁衍点后代。

这也和人类一样。

绝大多数人并不想破坏地球，只是希望自己过得好，家人过得好，后代多一些。但这样的后果，就是整体人口的剧烈膨胀。

而且这是一个无解的趋势，因为个人是不会考虑整体利益的，除非被强制要求。中国以前实施计划生育，就是强制个人服从整体利益，虽然有争议，但客观上确实有效地控制了人口膨胀。

但这个"整体"，依然只是中国，而不是全人类。当这个政策伤害了国家利益的时候，就被放弃了。

绝大多数人，不可能纯粹为了地球的利益，或者全人类的利益，而放弃繁殖后代。

同样道理，癌细胞也不可能为了身体的健康，而长得慢一点。

癌细胞无限生长的结果，就是人体的死亡。人类无限增长的结果，也必然是地球生态的崩溃。

## 为什么癌细胞要活这么久？

癌细胞不仅分裂出很多后代，而且能存活很长时间。

为什么癌细胞不死？

因为没活够嘛！

如果大家寿命都短一点，地球负荷会小一点，人类作为一个物种可能会存在得久一点，但自古以来，有钱有权的人最关心的，依然是长生不老。

这几年全世界有无数富豪砸钱，雇用科学家来研究"衰老"的机制，希望能把人类平均寿命提高到 120 岁，甚至 150 岁。

我问过一位大佬："大家都活这么久，地球资源不够怎么办？"

他笑笑说："你目光太短浅了，我们到时候肯定能开发别的资源，甚至移民太空的。"

我相信，癌细胞把人弄死，然后一起挂掉之前，也是这么想的。

## 为什么饿不死癌细胞？

经常有伪科学文章说癌细胞爱吃糖，因此患者不吃糖就能饿死癌细胞。

这是非常幼稚的想法。

这就像说人类爱吃肉，因此如果把人类爱吃的猪牛羊和鸡鸭鱼统统从地球上拿走，就能饿死整个人类，拯救地球？

做梦！

一来人适应性很强，没有传统肉类，我们可以去吃昆虫、吃蛇、吃螃蟹（不信请看贝尔的《荒野求生》）。你再把这些都拿走，我们甚至可以干脆吃素！兔子急了敢咬人，人饿了敢和兔子抢草吃！

二来即使能饿死人类，地球上其他物种也离不开这些动物。你拿走了它们，地球整体生态就崩溃了。没有了人类，也没有了其他生物，那费这么大劲还有意义吗？

"饿死癌细胞"之所以不靠谱，也是一样的道理。

一来癌细胞适应性很强，没有糖，癌细胞会吃别的；二来，身体很多正常细胞，包括脑部神经细胞、心脏的心肌细胞、各种免疫细胞，都需要糖，饿死癌细胞之前，可能已经把这些重要细胞都饿死了。

## 为什么抗癌药物总有各种副作用？

无论化疗药物、靶向药物、免疫药物，总是有各种副作用，甚至还可能致命。为什么？

主要因为癌细胞和正常细胞本质上实在太相像了。杀死癌细胞的任何方法，都可能误伤到正常的功能性细胞，这就是副作用。

清除癌细胞其实很简单。癌细胞怕酸，怕碱，怕饿，怕冷，怕热，怕各种东西。你把硫酸静脉输入患者血液，癌细胞肯定死了！但问题是，这时候人也死了。

想要把人类从地球上消灭一点也不难。

核弹可以搞定，小行星撞地球可以搞定，把地球上的水全部重度污染也可以搞定。但问题是，地球整个生命圈也没了。

但你能想到任何一种办法，可以只把人类清除，而不伤害到地球上任何其他物种或者环境吗？

非常困难。因为人和其他动物本质上非常像。

思考越多，你就会发现癌症和人类社会整体确实有很多相似之处。

通过研究人类发展，能更好理解对抗癌症中的重重困难；反过来，通过研究癌症，能更好看清人类确实需要考虑更长远的问题。

人类是地球的癌症吗？这个问题仁者见仁，智者见智。

如果认为人类是地球的癌症，那么还有两个值得思考的问题：

- 地球是会长期带癌生存，还是命不久矣？
- 人类是地球的癌症，还是宇宙的癌症？如果地球只是一个器官，不是整体，那我们移民其他星球，算新的"癌细胞转移"吗？

我没有答案，但我会从自己做起，努力减少浪费、保护环境，延长地球生态寿命。

咱们也别追求什么长生不老。生命就是向死而生，活着的时候咱们努力追求意义，实现价值，然后，该给后代子孙让位的时候，就平静地离开吧！

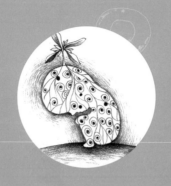

# 癌症的预防

为什么我生活习惯很健康却得了癌症？
为什么我不吸烟却得了肺癌？红薯、灵
芝孢子粉、抗氧化剂、宫颈癌疫苗……
五花八门的防癌方法，究竟哪一个才有
效？在本章节我会一一给你们道来。

## 癌症筛查，到底查什么?

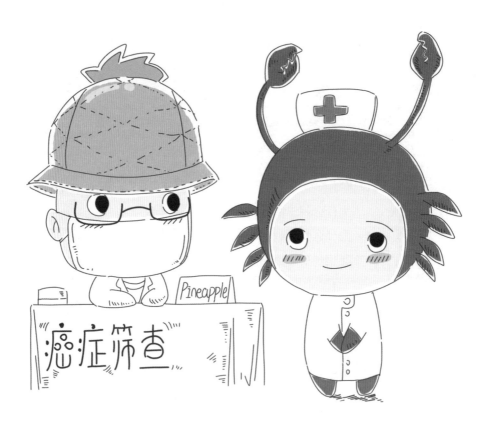

最近盛传：癌症的早发现、早治疗收效甚微。

这个谣言实在很"low"（低级）。谁要这么说，大家可以直接把英、美过去半个多世纪的宫颈癌数据甩给他。

英国 20 世纪 50~70 年代，随着筛查的普及，宫颈癌发病率逐年下降。

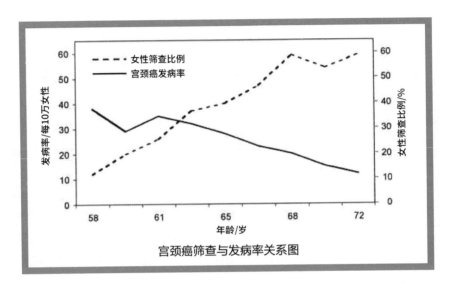

宫颈癌筛查与发病率关系图

美国和荷兰过去半个世纪宫颈癌死亡率也是一路下降，成效亦得益于 Pap 检查和 HPV 检查[①] 的普及。

**还可以看看最新的中美癌症患者生存率的比较。**

最近几年的美国癌症报告表明：过去 20 年，他们的癌症总体死亡率持续下降，到现在已经下降了 25% 以上。癌症筛查的推广功不可没。

**如果有人说，某些癌症的早期筛查收效甚微，这个说法是有道理的。盲目筛查不可取。**

经常听到美国那边的朋友抱怨："每年体检时 X 线片、CT、MRI[②] 什么都不给

---

注：本文作者——张晓彤，美国克利夫兰医学中心病理科医生。

① Pap 检查：巴氏阴道涂片（也叫宫颈涂片）检查；HPV 检查：人乳头瘤病毒（human papilloma virus）检查。

② CT：computed tomography，电子计算机断层扫描。

MRI：magnetic resonance imaging，磁共振成像。

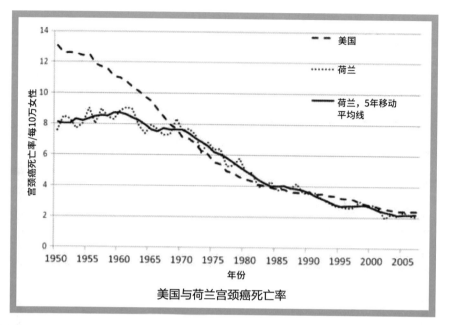

美国与荷兰宫颈癌死亡率

我做，不知道医生怎么当的。"于是回国，体检套餐，CT、MRI 检查，从头到脚，想做什么全都查了。美国医生真的不知道什么患者什么时候该做什么检查吗？

伴随这些疑问，大家真正需要知道的是：

- 癌症的早期筛查，早发现、早治疗的效果到底如何？
- 筛查对所有癌症都有用吗？

每个癌症都不同，不能一概而论。

## 什么是癌症筛查？

所谓"筛查"，是指在有症状之前进行体检，以期发现某种疾病。在美国，一种检查方法用于临床癌症筛查必须同时具备以下几点：

- **有效性及特异性**　可以相对灵敏地发现某种癌症以及癌前病变。
- **安全性**　没有明显副作用。
- **可操作性，经济方便**　可以用于大量人群的筛查。

在此基础上，还需要有几年研究数据的支持，如何解读筛查结果，制定筛查频率以及治疗方法。所有这些都需要定期回顾，及时调整。

## 哪些癌症有比较可靠颇有成效的筛查方法？

美国疾病控制预防中心（Centers for Disease Control，CDC）推荐遵循美国预防服务工作组（U.S. Preventive Services Task Force，USPSTF）制定的指南。

USPSTF 是一个成立于 1984 年的独立组织，由全美知名的疾病预防和循证医学专家组成，主要提供疾病预防筛查方面的指导。1998 年经国会授权，该组织由美国医疗研究和质控部门接管。每年向国会报告，除了推荐疾病筛查指南之外，还汇报发现的疾病预防服务中的漏洞，并且建议需要优先解决的问题。

以下 4 种癌症，CDC 和 USPSTF 有明确的筛查指南。

### 1. 乳腺癌

**适用人群**

50~74 岁的有普通风险的女性，每两年做一次乳房 X 线造影检查。

40~49 岁的女性建议跟医生讨论，考虑患者的家族史、个人风险，权衡利弊后做决定。

**筛查手段**

X 线造影（mammography）：研究已经证明常规的 X 线造影可以降低死于乳腺癌的风险。

磁共振（MRI）：磁共振一般跟 X 线造影一起使用。因为有些时候 MRI 会有一些假阳性，所以只适用于高风险的人群。

### 2. 宫颈癌

**适用人群**

21~65 岁的女性。

**筛查手段**

宫颈涂片检查和 HPV 检查。这两项筛查可以有效地发现早期病变，及时干预，阻断癌症的发展。

### 3. 肺癌

**适用人群**

必须**同时**满足以下 3 个条件：

- 有重度吸烟史（有具体标准）；
- 现在仍在吸烟或者是在过去 15 年内戒烟；
- 50~80 岁之间。

**筛查手段**

低剂量螺旋 CT。

肺癌的筛查有更为严格的控制，主要是考虑以下几个因素：

- 筛查可能会有假阳性，也就是说一个本身并没有癌症的人被诊断为患有癌症；
- 有可能引起过度诊断进而导致过度治疗；
- 重复多次的低剂量 CT 有可能导致健康人患癌。

**最好的降低肺癌风险的方法不是筛查，而是戒烟并且避免二手烟。**
**最好的降低肺癌风险的方法不是筛查，而是戒烟并且避免二手烟。**
**最好的降低肺癌风险的方法不是筛查，而是戒烟并且避免二手烟。**
**重要的事说三遍。**

肺癌筛查绝对不能代替戒烟。这一点无论如何强调都不过分。

美国肺癌死亡率的下降，跟 20 世纪 60 年代开始的控烟运动，公开场合全面禁烟，提高烟草税等努力密切相关。

如果你不在乎自己，那你能不能不要给你的孩子制造二手烟？

### 4. 结直肠癌

几乎所有的结直肠癌都是从癌前病变经历十几年发展而来的。筛查主要是发现并去除这些癌前病变，进而阻断可能的癌症。结直肠癌的早发现、早治疗效果也很好。

**适用人群**

常规的筛查从 50 岁开始，不分男女。筛查对预防结直肠癌至关重要，推荐所有 50~75 岁的人群接受筛查。76~85 岁人群，跟自己的医生商量。

以下人群建议在 50 岁之前就开始筛查：

- 自己或者直系亲属有过息肉或者是结直肠癌；
- 患有炎性肠道疾病，比如说溃疡性肠炎或者克罗恩病；
- 患有 APC 或者 HNPCC 综合征。[①]

**筛查方法**

肠镜，大约每 10 年做一次。

有一些肿瘤在美国很少见，因此缺乏筛查指南，但它们在中国高发，也需要注意。其中最主要就是肝癌和胃癌的筛查。

肝癌的筛查方法是腹部超声和肿瘤标记物甲胎蛋白检查。

主要人群：

- 慢性肝炎（乙肝、丙肝）病毒携带者；
- 患有肝硬化；
- 有肝癌家族史。

这些肝癌高危人群建议从 35~40 岁开始筛查。

胃癌的筛查方法是胃镜，也可以辅以幽门螺杆菌检测和血清标记物（比如 PG 和 G-17）检测。

主要人群：

- 胃癌高发地区人群；
- 幽门螺杆菌感染者；
- 慢性萎缩性胃炎、胃溃疡、胃息肉、手术后残胃、肥厚性胃炎、恶性贫血等患者；
- 一级亲属有胃癌患者；
- 存在其他胃癌高危因素（高盐、腌制饮食，吸烟、重度饮酒等）。

这些胃癌高危人群建议从 40 岁开始筛查。

---

① APC：adenomatous polyposis coli，腺瘤性结肠息肉病。

　HNPCC 综合征：hereditary non-polyposis colorectal cancer，遗传性非息肉病性结肠癌。

针对卵巢癌、前列腺癌和皮肤癌的筛查，虽然有一些检查方法，但是，目前的检查手段**并不能灵敏特异地早期诊断，也不能有效地降低这些癌症导致的死亡率**，所以不推荐作为医疗常规。

**其他常见癌症比如胰腺癌、脑瘤都缺乏有效的早期筛查方法。**

**我们可以做个简单的表格（表1）：**

表1　各癌种推荐筛查方法

| 癌症类型 | 重点推荐筛查方法 |
| --- | --- |
| 乳腺癌 | 乳腺钼靶、B超 |
| 肺癌 | 低剂量螺旋CT |
| 胃癌 | 胃镜，幽门螺杆菌、血清标记物（比如PG和G-17）检测 |
| 食管癌 | 胃镜 |
| 宫颈癌 | 宫颈细胞学检查、HPV基因检测 |
| 结直肠癌 | 肠镜 |
| 肝癌 | 肝脏超声、血清AFP检测 |

## 结束语

癌症筛查，因癌而异，因人而异。

有些癌症（乳腺癌、宫颈癌、肺癌、结直肠癌）可以有效筛查，早发现、早治疗，而且效果不容置疑。

更多的癌症，没有有效的筛查手段，需要跟自己的医生讨论。

美国对各个癌症筛查有明确的指南和管理，中国也正在逐步规范，很多癌种的筛查指南都已经出炉。医生在遵循指南的大前提下，结合每个人的情况有所调整，避免过度检查和过度治疗。

癌症筛查无疑是诱人的朝阳行业，但是如果没有科学的指南和严格的管理，也不可避免地会沦为混乱的"菜市场"。

# 癌症预防，需要学习日本

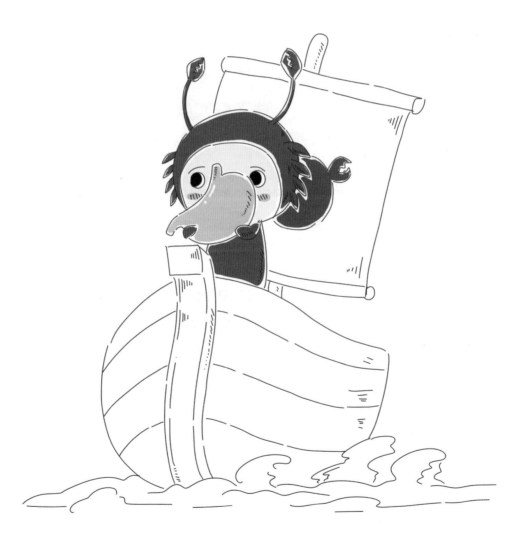

中国和美国的癌症治疗有差距，但在有的癌症上没什么区别，比如胃癌，患者的 5 年生存率都只有 20%。[①]

面对胃癌，中国、美国都输了，但是日本却成为最大赢家！

日本胃癌的 5 年生存率可以达到 80%，简直甩了其他国家好几条街！

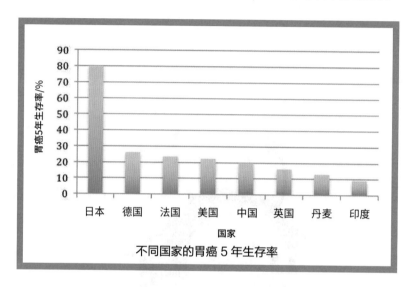

不同国家的胃癌 5 年生存率

在这个问题上，其他国家都是鸡，而日本简直就是一只鹤。

这差别太大，以致有人怀疑日本的胃癌跟其他国家的胃癌都不是一个病。

为何日本的胃癌治疗能如此逆天？

其实日本对付胃癌的武功秘籍，就是**全民早筛查**，口号是"越早发现、越好治疗"。1964 年有 40 万人进行了检查，到了 1970 年就有 400 万人，1990 年后每年都有约 600 万人进行胃癌筛查。

所以日本对胃癌的治疗就是赢在了起跑线上。如果有人得了胃癌，再跑到日本去求医，那可能就有点晚了，因为不见得日本有特别的治疗优势。

比如说，如果比较美国和日本每年胃癌的发病率和死亡率（表 2），相对每100 个胃癌发病者，在日本有 42 人死于胃癌，在美国有 53 人，有点差距，但是区别不大。

---

① 注：本文作者——张洪涛（笔名"一节生姜"），宾夕法尼亚大学医学院研究副教授。

表 2　中、美、日三国胃癌发病率与死亡率比较

| 国家 | 胃癌发病率 / 每 10 万人 | 胃癌死亡率 / 每 10 万人 | 死亡率 / 发病率 / % |
|------|------|------|------|
| 中国 | 22.73 | 17.87 | 79 |
| 美国 | 3.9 | 2.05 | 53 |
| 日本 | 29.85 | 12.41 | 42 |

所以日本的 5 年胃癌生存率，虽然看着不错，但是有不少"水分"。

"水分"之一是检查出来的早期患者，病情发展比较慢，生存率相对也就容易高一点。

"水分"之二是因为日本全国性筛查，很多人查出来的时候相对年轻一些，身体状况相对好一些，也就更能经受化疗的折磨，治疗也就更彻底一点，效果当然也就会好一点。

还有一个"水分"，是日本对胃癌定义的门槛比较低，同样的胃病，在美国只认为是胃部病变，在日本就会被诊断为胃癌。

所以，如果说日本赢在了起跑线上，那也是有点"偷跑"的感觉。但是，如果这是一场比赛，那也不是日本和其他国家之间的比赛，而是患者和癌症之间的比赛。是否"偷跑"并不是关键，关键是能否实实在在挽救患者。

关键是这"偷跑"在中国行不行得通。抛开全民筛查的资金投入不说，中国会有那么多人想提前知道自己有癌症吗？

中国的国情是即便发现是癌症，也要瞒着患者进行治疗，仿佛患者都拥有一颗脆弱的玻璃心，感觉患者都无法面对癌症。如果看每年的死亡率／发病率的比例，中国要高出美国和日本不少，这里面肯定有不少患者因为各种因素未进行正规医治，但是否也有一些是心理因素导致的呢？

当然，本文主要想实实在在看看能从日本学到什么。

现在日本的治疗水平怎么样不是很关键，关键的是他们怎么走到今天的。

如果看日本胃癌死亡率的趋势，画风是这样的：

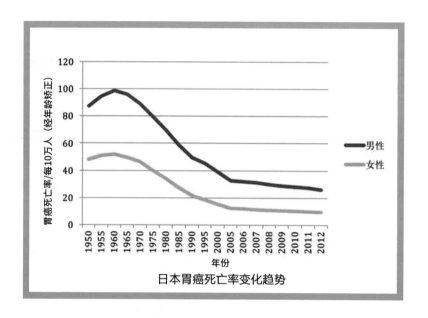

日本胃癌死亡率变化趋势

做一件好事不难，难的是天天做好事。

胃癌的死亡率在某一年降低并不难，难的是 60 年持续地降低。

这死亡率的持续降低，其实得益于发病率的持续降低。

其实中国的发病率也在逐渐降低，不过还是可以再低一些。

日本这个死亡率和发病率的双降，只是发生在胃癌上，其他癌症的死亡率从 1950 年至 1995 年都在增加。

日本到底做了什么，让胃癌的发病率和死亡率都减少了？

### 1. 冰箱

在 60 多年前，胃癌是日本主要的癌症类型。日本在 20 世纪 70 年代开始普及冰箱，在此后发病率大幅下降。

有没有搞错？为什么是冰箱？

美国目前的胃癌发病率很低，但是在 1930 年之前，胃癌也是主要癌症。1930 年之后冰箱开始走进美国家庭，胃癌发病率才开始降低。

冰箱的好处不是让人可以吃剩菜。冰箱的好处是可以让食物里的细菌不要那么疯长。因为食物不容易腐烂了，人们也无须使用那么多的防腐剂，包括无须使

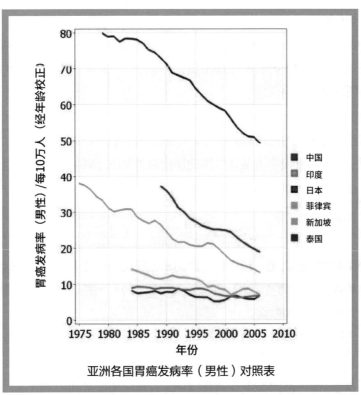

亚洲各国胃癌发病率（男性）对照表

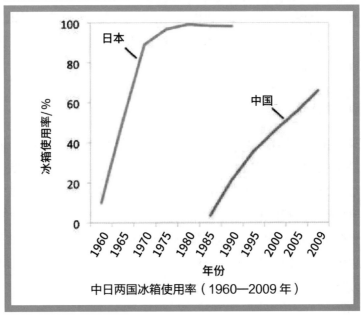

中日两国冰箱使用率（1960—2009 年）

用盐来腌制食物。

那中国是什么情况？根据《中国统计年鉴》（2011 年）的数据，中国城镇每百户拥有电冰箱在 2000 年才有 80.1 台，到 2010 年达到 96.6 台，基本饱和，但是在农村还有很大的缺口。

农村的冰箱少，正好与胃癌发病数多一致。从 2015 年中国癌症的统计数据看，虽然城市和农村癌症的总病例数相当，但是农村的胃癌发病数是城市的 2 倍以上。

所以，即便目前没有办法让中国的癌症患者都吃上有效的药物，也许可以先定一个小目标：让中国的所有家庭都用上冰箱。

### 2. 盐

**食物中食盐的摄入量，跟胃癌的发病率也是正相关的。**有研究根据尿液里的盐含量推测食物中盐的摄入量，抽样检查了来自 24 个国家的人，发现吃盐越多的国家，胃癌死亡率也越高。

日本人饮食中的盐是比较多的。但这几十年来，日本的平均食盐摄入量一直在降低。

控制食盐量到底能降低多少胃癌发病率？现在还没有确切的数据，但是食盐太多会引起很多健康方面的问题，世界卫生组织已经把每人每天食盐的推荐摄入量降到了 5g，所以在这个问题上日本还需努力，中国也要努力。比如冬至吃饺子，馅可以少放点盐，也不要蘸酱油吃。

### 3. 幽门螺杆菌

幽门螺杆菌可以导致胃溃疡，对于是否能导致胃癌，医疗界一直有不同的意见。曾经在中国开展了一项根除幽门螺杆菌的临床试验，但是治疗完毕随访了 7 年，研究者发现根除幽门螺杆菌并没有降低胃癌的发病率。直到随访 15 年后，才明显看到根除幽门螺杆菌有助于胃癌发病率和死亡率的降低。从 2013 年开始，日本的国家健康保险开始为幽门螺杆菌的根治埋单，希望能够进一步降低胃癌发病率及死亡率。最近韩国的一项研究证明，如果家里有胃癌患者，那么根除幽门螺杆菌可以降低 70% 以上的胃癌风险，非常有效。

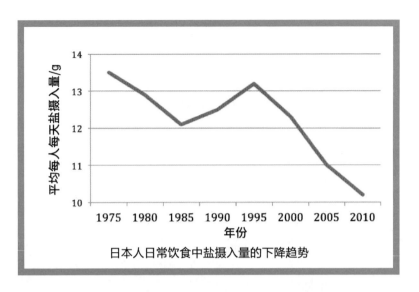

日本人日常饮食中盐摄入量的下降趋势

总而言之，中国的胃癌发病率比日本的低一些，但是由于人口基数大，中国的胃癌患者贡献了全世界一半以上的病例。相对于美国提出的"癌症登月计划"，或者日本的全民筛查计划，使用冰箱、降低食盐量、根除幽门螺杆菌这几件事情都是比较现实的。关键在于，这些都不需要等待政府去做，每个人只要愿意都可以做起来。

# 防癌体检中的数学：
# 为什么那么多的虚惊一场？

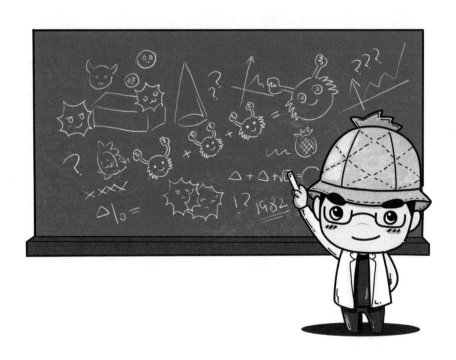

　　越早期的癌症越好治，这是毫无疑问的。抓住大家这个心理，各种防癌体检项目在祖国大地如雨后春笋一般冒了出来，黄金套餐、白金套餐、土豪套餐，一个比一个贵。

　　那么问题来了，防癌体检到底有没有用？它是不是越贵越好？

　　要回答这个问题，先要了解体检的意义是什么。体检是为了提早发现疾病征兆，从而提高治疗成功率。它的根本目的是延长生存时间、提高生活质量和减少长期医疗费用。一个体检是否有用，就要看能否达到以上3条标准，防癌体检也不例外。

　　有效的防癌体检分为两大类，有些针对大众，而更多的只针对"高危人群"。

**关于科学的癌症筛查，有几点大家首先需要知道：**

　　（1）很多癌症目前没有很好的筛查方式，包括致死率很高的脑瘤、胰腺癌等。

　　（2）每种有效的癌症筛查针对的人群和使用的检查方式都是严格限定的，没有什么筛查是适合所有人群，也没有什么筛查适合两种以上的癌症。

　　（3）这里面没有任何昂贵的检查项目，没有 PET-CT[①]，没有基因检测，也没有肿瘤标记物。

　　（4）针对肝癌、胃癌、肺癌的筛查仅限于高危人群，并不推荐普通大众去做筛查。原因我会在后面详细讲。

　　这几点很重要，它们说明广告里大肆宣传的普通人靠昂贵体检项目查出各种癌症完全是幻想。为何普通大众做很昂贵的防癌体检是无用功？主要因为两个词，"假阴性"和"假阳性"。

　　"假阴性"是指有病但检查结果正常，而"假阳性"是指没病但检查结果异常。医学上，没有任何检测是 100% 准确的，医院做的各种测试，无论是血糖检测还是艾滋病病毒检测，都有一定的假阴性和假阳性概率，只是这个概率非常低。相比而言，药店柜台卖的产品，比如早孕试纸，假阴性率和假阳性率比较高，所以常导致意外的"惊喜"或者"惊吓"。

　　防癌体检对普通人无效，主要是因为"假阳性"实在太多，导致绝大多数时

---

① PET-CT：positron emission computed tomography，正电子发射计算机断层显像。

候都是明明很健康的人被检查出"癌症标记物阳性"。被检查者吓得要命，直到花钱做更多检查以后，才发现是虚惊一场。

我挺喜欢的一位年轻作家曾写过一篇文章《关于癌症，跟大家说几句》，在网上广为流传，故事梗概是他不吸烟不喝酒，但莫名其妙跑去做了个"螺旋CT肺癌筛查"，结果居然发现了肺部阴影，呈现检查阳性，过了几个月他又做了个CT检查，才确定了阴影不是癌症，是虚惊一场。这就是一个典型的由于防癌检测"假阳性"而导致过度医疗的案例。

前文说过，只有吸烟者或者戒烟不超过15年者，才应该在55岁以后每年进行低剂量螺旋CT扫描。那位作家是不吸烟、没有家族遗传史的30多岁的年轻人，根本不应该去做"螺旋CT肺癌筛查"。因为即使他被检查出是阳性，那99%以上可能性是假阳性！对于他来说，身体完全健康，本来应该不做癌症体检，无忧无虑地生活着，但由于选择做了这个不靠谱的CT体检，他付出的代价是花了不少钱，做了两次CT，自己和家人担忧了好几个月。这不是自己给自己找事儿吗？何况CT本身是放射性的，可能致癌，应该尽量少做。

关键是这位作家好像没有意识到自己被忽悠了，因为他在文章末尾还推荐"每个人，尤其是烟民，每年都应该做一次低剂量螺旋CT检查"，这句话只对了一半：老烟民每年去检查是应该的，但如果他的年轻粉丝也都受到偶像召唤，每年跑去做"螺旋CT肺癌筛查"，那就真的帮了倒忙了[1]。

为何低剂量螺旋CT这种癌症筛查只适合老烟民，而不适合普通大众？为了把这个问题说清楚，我和大家玩一玩简单的数学游戏。

在50岁以下普通人群中肺癌发病率不到0.1%。假设某市有100万人，那有1000人是真正有早期癌症的。假设低剂量螺旋CT检测特异性和灵敏度都是99%，也就是说99%患病的人会被查出来，而99%没病的人也会被正确排除，听起来很不错吧？但体检结果会怎么样呢？

在这种情况下，有癌症会被查出来的是990人（1000×99%），而没有癌症的人（99.9万）里面会有1%被错误诊断出有癌症，那就是9990人

---

[1] 这位年轻作家后来发了更正贴，正确说明了推荐进行螺旋CT肺癌筛查的是吸烟高危人群。

（999 000×1%）。那么整个体检下来，会有 10 980 人（990+9990）被诊断有癌症，其中 9990 都是被误诊，假阳性率高达 91%！ 也就是说 91% 被防癌体检出阳性的人，其实都没事。而那 990 个真正有癌症的人也会被混在 9990 人里面，无法分辨。因此所有的人都需要做第二次检测，乃至第三次检测，才有可能真正确认（表 3）。

表 3　普通大众做特异性和灵敏度 99% 的体检结果　　　　　例

| 体检结果 | 实际情况 | |
|---|---|---|
| | 有癌症 | 没癌症 |
| 有癌症 | 990（有价值体检） | 9990（假阳性误诊） |
| 没癌症 | 10（假阴性误诊） | 989 010（不需要体检） |

　　一个特异性和灵敏度都高达 99% 的检测项目何以最后假阳性误诊率会高达 91%？其根本原因就是肺癌发病率在普通人群中很低，真正患病的人很少，因此即使只有一点点假阳性概率，也会导致大量没有病的人被误诊。

　　目前，市面上癌症筛查的特异性和灵敏度都远低于 99%，甚至要低于 90%。那么同样的题目中，如果特异性和灵敏度降低到 90%，阳性误诊率会是多少呢？大家可以去算算，是 98.3%！事实上，螺旋 CT 肺癌筛查的特异性和灵敏度根本到不了 90%。所以非高危的年轻作家去做防癌体检，从一开始就几乎注定了是虚惊一场，浪费金钱，造成巨大心理压力，同时他还多受了不必要的辐射。

　　正因为如此，我不推荐大众做各种癌症筛查，尤其是 CT 这类对身体有影响的筛查。但我和很多医生一样，推荐癌症高危人群（55 岁以上长期吸烟者、有家族史者、有已知癌基因突变者等）定期去做靠谱的癌症筛查，这是为什么？主要是因为这些人中患早期癌症的概率远大于普通人群，做体检后假阳性比例会大幅下降。比如由于 *BRCA1* 基因突变而切除乳腺和卵巢的安吉丽娜·朱莉，她身上各器官患癌症的概率在 10%~50%，那假设我们取 30% 的平均值，给 100 万像朱莉这样的高危人群做同样的防癌体检，那么一个假阴性率和假阳性率 1% 的筛查阳性误诊率就只有 2%（表 4）。

表 4　高危人群做特异性和灵敏度 99% 的体检结果　　　　例

| 体检结果 | 实际情况 | |
| --- | --- | --- |
| | 有癌症 | 没癌症 |
| 有癌症 | 297 000（有价值体检） | 7000（假阳性误诊） |
| 没癌症 | 3000（假阴性误诊） | 693 000（不需要体检） |

　　而即使假阳性率为 10% 的筛查，阳性误诊率也仅为 20%，在这样的情况下，做癌症筛查还是很有价值的。

　　所以，如果你不属于癌症高危人群，或不是钱多得用不完，真的无须花冤枉钱做那些很贵的防癌体检，等以后有了更准确、可靠的防癌体检方式再说吧。

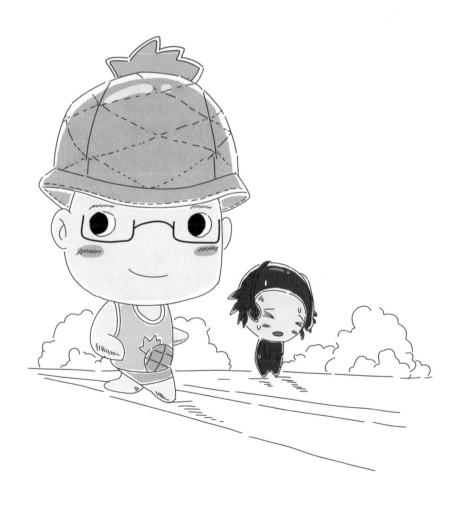

# 运动可以预防癌症吗？

每个人都想知道，如何降低患癌风险？美国癌症中心研究员近期在《美国医学会杂志：内科》上发表研究论文，通过对美国和欧洲 144 万人的数据分析发现，锻炼能显著降低 13 种癌症发病率！

虽然以前也有不少研究锻炼和癌症发病率的文章，但这是到目前为止，规模最大、最全面的研究，值得一读。

那么，什么样的运动能防癌？能降低多少风险？还有哪些没有解决的问题？下面这 8 个细节，我觉得大家都需要知道。

## 什么运动能防癌？

论文研究的是"休闲时间运动"，包括走路、跑步、游泳、健身等运动方式，也就是我们所谓的"锻炼"。平时与工作性质相关的"运动"，比如重体力劳动者、专业运动员等的日常行为，不算在运动量里面。该文结论展示，要想防癌，运动量很重要，什么锻炼方式不那么重要，而且也不需要剧烈运动。跑步、打球、太极拳、广场舞，喜欢就好。

## 这篇文章厉害在哪里？

总之一句话，人多，时间长。它调研了欧美 144 万人自我报告的每天运动量，然后比较了运动量最大的 10% 与运动量最小的 10% 两个人群。整个运动研究数据来自 1987—2004 年，跨越了 18 年！而癌症发病率数据跟踪时间更长。健康大数据，真的能带来很多以前看不到的结果。

## 运动能降低哪些癌症风险？

该文研究了 26 种癌症，发现锻炼能显著降低其中 13 种的发病率，分别为（括号中为降低的百分率）：食管腺癌（42%）、肝癌（27%）、肺癌（26%）、肾癌（23%）、胃贲门癌（22%）、子宫内膜癌（21%）、骨髓性白血病（20%）、骨髓瘤（17%）、结肠癌（16%）、头颈癌（15%）、直肠癌（13%）、膀胱癌（13%）与乳腺癌（10%）。

中国排前 10 位的癌症，有 8 个都可以通过运动降低风险。大家再看一遍，食管腺癌降低 42%！肝癌降低 27%！肺癌降低 26%！

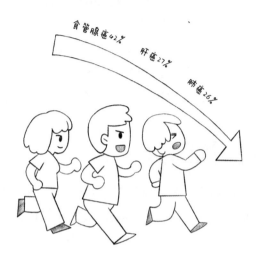

## 锻炼防癌是因为能减肥吗？

肥胖是已知致癌因素，因此以前很多人推测锻炼防癌的主要原理是减肥。这篇文章发现没有这么简单。首先，锻炼防癌，对肥胖（BMI[①]>25）和非肥胖（BMI<25）的人群整体效果类似。因此，即使不肥胖的人，锻炼也能显著降低多种癌症发病率。其次，把体重因素考虑进去，重新计算后，发现锻炼对 10 种癌症仍然有显著预防效果，说明预防它们的机制不仅是减肥，还有对身体其他方面的调整。例外的 3 种癌症分别是肝癌、胃贲门癌和子宫内膜癌，说明锻炼对这 3 种癌症的预防机制可能主要是通过降低体重。因此，无论胖瘦，锻炼身体防癌都是靠谱的，不要找借口。

---

① BMI：body mass index，体质指数。

## 吸烟的人锻炼有效吗？

有效，而且很有效！本文发现，无论是否吸烟，锻炼都能显著预防多种癌症。最有意思的一个数据是：如果吸烟，或者曾经吸烟，锻炼能降低 30% 以上的肺癌发病率！但对于不吸烟的人，锻炼能预防很多种癌症，但对肺癌却没有效果。这是否也从侧面说明吸烟和不吸烟者的肺癌发病机制是完全不一样的呢？这是个值得研究的科学问题。总而言之，如果吸烟，或者曾经吸烟的人，赶快动起来吧！

## 有其他因素影响锻炼效果吗？

为了看看还有没有别的因素能影响锻炼防癌效果，研究者把人群按照地理位置、性别、种族、是否进行激素治疗、数据跟踪时间长短等，进行各种细分，结果发现都对结果没有影响。因此，不管你身在何方，是男是女，是什么肤色，吃拉面还是火锅，都没有借口不锻炼。

## 哪种癌症发病率随着锻炼而增加？

仔细读文章的人会发现，虽然锻炼能降低 13 种癌症发病率，但有 1 种癌症反而增加了 27%，那就是黑色素瘤。这个并不奇怪，黑色素瘤是一种恶性皮肤癌，发病最大的原因就是过度晒太阳，比起宅男宅女，喜欢锻炼的人晒太阳机会显然更多，因此发病率高很正常。但我觉得绝大多数中国人不用担心，第一，中国群众喜欢防晒，不像欧美白人有机会就想把自己晒成梅菜扣肉的颜色；第二，神州大地有雾霾保护，根本没什么机会见到炽热的太阳。玩笑归玩笑，长期在户外锻炼请注意防晒。

## 还有哪些值得研究的问题？

研究论文都有局限，这篇也不例外。最大的问题，任何这类流行病学的统计，只能证明相关性，不能证明因果。但是除了这篇文章，还有大量论文从别的角度，比如动物实验，证明锻炼能降低癌症发生率，加上锻炼能减少肥胖，而肥胖是明确的致癌因素。

综合这些信息，我个人强烈倾向于相信锻炼能降低癌症发病率。

本文还留下很多其他亟待解决的问题。比如到底多少运动量是最佳的？是越多越好，还是有个最佳值？不同运动方式是否能预防不同癌症？打麻将算不算锻炼？等等。

当然还有终极问题：运动到底是怎么降低癌症风险的？

这些都有待科学家进一步研究。

网上有文章经常说吃红薯防癌，这纯属伪科学。但走路去买红薯，倒是不错的选择。

一时兴起，作了一首小诗：

我相信，

红薯真可以防癌，

如果你是，

每次都需要走很远的路，

去买红薯的小孩。

# 关于吸烟的 5 个冷知识

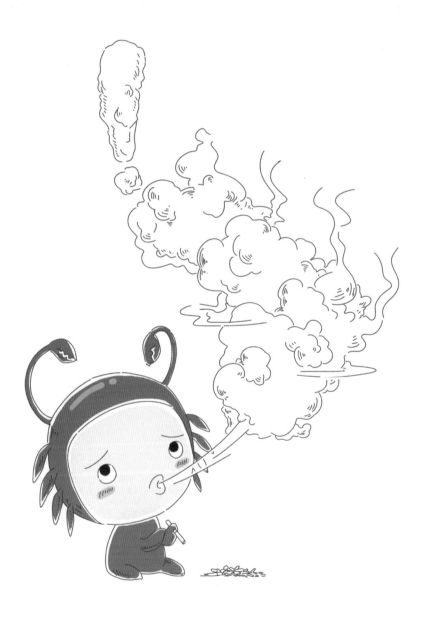

大家都知道吸烟有害健康，中国每年有 200 万人死于吸烟或二手烟。我就不重复大家都知道的了。今天，我给大家盘点 5 个很少人知道的"冷知识"。

## 全社会禁烟防癌的效果要 25 年后才能看到

美国"二战"期间就在讨论禁烟，但直到 20 世纪 60 年代，吸烟人数才开始下降，但肺癌死亡率并没有立刻下降，而是直到 25 年后，80 年代中后期，美国的肺癌死亡率才开始下降（见下图）。

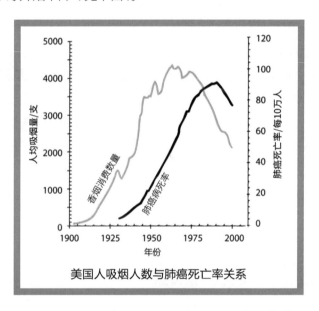

美国人吸烟人数与肺癌死亡率关系

大家一看这个图，就会发现吸烟数量和肺癌死亡率的曲线几乎一模一样，但有大约 25 年的滞后：吸烟增加，肺癌死亡人数会在 25 年后相应增加；吸烟减少，肺癌死亡人数也会在 25 年后相应减少。这个奇特的滞后主要是因为肺癌发生是个非常慢的过程，从癌前病变，到早期癌症，到晚期癌症，一般需要 10~20 年时间。

由于中国吸烟人数世界第一，且还在上升，即使我们今天就控烟成功，在未来 25~30 年，肺癌患者数必然会持续增长。这是在还过去的债。最近，专注"肺癌精准医疗"的创业公司如春笋般出现，我只能说这些老总很有眼光。

中国广大烟民，给创业者们活活造出了一个"朝阳产业"。

戒烟对全社会的效果不能立竿见影，不代表我们就应该坐视不理。

什么时候吸烟的人开始减少，什么时候咱们就能期待 25 年以后的世界稍微美好一点。

## 戒烟值多少钱

科学统计证明，戒烟越早，效果越好。假设都从 18 岁开始吸烟，据估计：

- 25~34 岁戒烟，平均多活 10 年；
- 35~44 岁戒烟，平均多活 9 年；
- 45~54 岁戒烟，平均多活 6 年；
- 55~64 岁戒烟，平均多活 4 年。

我们爱说"生命是无价的"，其实从医疗的角度，生命完全是有价的。比如，目前最新抗癌药物价格都非常贵，一个疗程费用轻松超过 25 万元，平均延长高质量生命 2~10 个月。按照平均 6 个月吧，那么每年高质量生命价值超过 50 万元。

普通人 25~34 岁戒烟，可以多活 10 年，相当于挣了 500 万元。有几个人能挣这么多钱？

如果既吸烟又炒股，那我建议你长期持有开发抗癌新药公司的股票。这就叫"风险对冲"。

## 香烟至少含有 78 种明确致癌物质

最近美国一项研究表明，只有 8% 的人能说出 3 种以上香烟里的有害物质。如果在中国做相关调查，结果应该好不到哪儿去。

事实上，香烟里有超过 7000 种化学物质，其中 93 种明确是有毒物质，78 种明确是致癌物，78 种！

还叼着烟的朋友就别瞎担心转基因食物是否有害你们的健康了，真的不重要。

尼古丁是香烟中主要的成瘾物，但不是主要致癌物，这成了各种含尼古丁的香烟替代品，比如电子烟的主要卖点之一。但需要注意的是，尼古丁除了成瘾性外，还会影响生殖和发育，可能对后代会有影响。因此，戒烟永远是最佳选择。

## 吸烟主要致死原因中，癌症只占 1/3

癌症，尤其肺癌是香烟致死的主要原因，但仅占 1/3，其余 2/3 主要被心血管疾病和肺部疾病瓜分。但这两个同样严重的问题经常被忽略。

心血管疾病是被无数年轻人忽略的。吸烟能导致脑卒中、急性心脏病、冠心病等心血管疾病。在中国，由于心血管疾病猝死的 30~44 岁青壮年中，46% 的人与吸烟有关。最近大家是不是都听到过年轻人猝死的不幸消息？除了生活方式不健康、遗传因素等原因外，长期吸烟，包括被二手烟毒害，也是不可忽视的因素。

各种肺病也是香烟致死的主要因素之一，尤其是慢性阻塞性肺病（chronic obstructive pulmonary disease，COPD），表现为呼吸短促、咳嗽和咳痰，随着时间的推移，越来越严重。全世界每年有 300 万人死于 COPD，其中 120 万人都是由吸烟导致。

不得肺癌，不代表你不会死在香烟手上。

## 二手烟危害远超雾霾

雾霾有害毋庸置疑，但纯粹从杀伤力来说，雾霾比二手烟差远了。

在中国，二手烟每年导致 10 万人死亡，其中很多是儿童。大概 70% 的成年人每周都会暴露在某种二手烟环境中，包括办公室、公交地铁、餐饮娱乐场所等。

公共场所全面禁烟势在必行。以前我每次回国，无论是在浦东机场还是在首都机场，最大的感觉就是烟味非常重，机场门口总有一堆人围着抽烟。最近几年，大城市公共场合吸烟的问题已经明显在好转，但仍然有待改善。

由于儿童在发育中，二手烟对他们的影响远超成人，因此家长要避免带孩子到任何烟雾缭绕的地方，比如四川的麻将室。

打牌、打麻将最好选在户外进行。

上次做讲座的时候说到香烟的危害，有小朋友站起来提问：

"叔叔，如果吸烟有害健康，为什么有医生和科学家还在吸烟呢？！"

"……"

带头戒烟吧，各位专家。

# 不吸烟为什么也会得癌症？

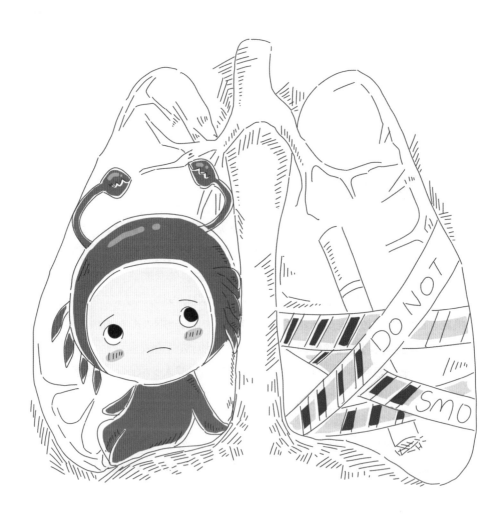

## 奇怪的现象

众所周知，吸烟是肺癌第一大诱因，吸烟者得肺癌概率是不吸烟者的 15 倍以上。在中国，肺癌是第一大癌症，这和惊人的 3.5 亿烟民数量是密不可分的。

毫无疑问，如果不想得肺癌，必须首先戒烟。

但对比美国和中国，有个非常奇怪的现象：美国女性肺癌患者，85% 左右都是烟民（美国女性吸烟非常严重），而在中国，80% 以上女性肺癌患者从不吸烟！

研究发现，东亚地区，40~70 岁的女性，虽然吸烟的比例远远低于美国，得肺癌的概率却是美国女性的 2~3 倍！

怎么回事儿？！

显然，吸烟不是中国女性得肺癌的最主要原因，那到底是因为什么？

致癌风险因素分两类：内源和外源。内源不可控，主要是遗传因素和年龄；外源可控，主要是生活习惯和环境。

是内源因素吗？

毫无疑问，遗传基因对一个人的患癌风险有很大影响。既有安吉莉娜·朱莉这种直接遗传了致癌基因突变，导致 80% 以上患癌风险的，也有天生丽质，当了一辈子老烟枪不得癌症的。

世界确实是不公平的。

那么，是亚洲人种的某种遗传因素导致了中国人肺癌高风险吗？

有一些研究，但目前结论尚不明确。

但无论是否有内源因素，我觉得大家都应该重点关注外源因素。

一来内源因素无法改变，二来内源因素往往并不直接致癌，仅是让一个人更容易受到各种外界刺激而产生异常。所以，了解并且避开外源致癌因素，即使遗传基因不给力，也能极大地降低风险。

除了吸烟，还有哪些外源因素会导致肺癌？

最容易想到的是二手烟。

二手烟是明确的致癌物。中国是全世界二手烟问题最严重的国家，没有之一！

中国超过 7 亿女性和小孩，在家里和公共场合，都长期是二手烟受害者。我自己就深刻记得小时候每天在烟雾缭绕的茶馆看爷爷打牌的场景。可惜，当时什么都不懂。

世界卫生组织估计，中国每年光二手烟就导致 10 万人死亡！

这 10 万人中，就有很多不吸烟的女性肺癌患者。研究表明，如果老公吸烟，老婆得肺癌的概率是普通人群的两倍以上。

再次呼吁，请不要在家里和公共场合吸烟!

## 隐藏的因素

二手烟显然有害，但我认为它不是诱发中国女性肺癌的唯一原因。

主要证据来自基因研究：不吸烟女性肺癌和吸烟者肺癌，虽然表面看起来差不多，但从基因突变角度来看，截然不同，可以说完全是两种疾病！

不吸烟女性得的几乎全部是肺腺癌，大部分是 *EGFR* 和 *ALK* 基因突变，适合用靶向药物；而吸烟者的肺癌各种各样，但 *EGFR* 和 *ALK* 基因突变少，通常没有靶向药物，但对最近的免疫疗法响应较好。

如果女性主要受害于二手烟，那她们的癌细胞应该和吸烟者的更接近才对。

看来，还有别的因素。

是什么呢?

是雾霾吗?

雾霾毫无疑问是严重健康隐患，但也应该不是主要因素。证据主要有两方面：

- 理论上，雾霾即使致癌，也需要很长时间（吸烟导致肺癌平均是 25 年左右）。所以最近几年的雾霾，可能导致未来肺癌患者数量大幅增加，但不是今天寻找的答案。

- 中国不吸烟女性高发肺癌在 20 世纪七八十年代就已经很明显，当时根本没有雾霾问题。

寻找现在女性肺癌高发的原因，我们应该往前推，看看最近几十年有什么因素是中国女性长期接触，而美国人比较少的?

答案确实是空气污染。但不是雾霾，而是被很多人忽视的室内空气污染!

## 被忽视的室内污染

最重要的室内污染源有两个：

**一号罪犯：室内燃料。**

相信很多人尤其是北方人都记得一个东西叫"蜂窝煤"。

蜂窝煤，平时烧水做饭，冬天烤火取暖。

类似的，农村还有大量的柴火灶。

这些东西共同特点就是很呛人，烟雾缭绕，我妈经常被熏得泪流满面。

如果天气寒冷，通常门窗关闭、通风极差，有害气体和颗粒物都大量囤积，成为严重健康隐患。

20世纪八九十年代大量研究发现，中国北方，尤其是东北，女性得肺癌比例显著超过南方女性。类似蜂窝煤、煤球、柴火这类室内燃料的污染，被认为是主要原因之一。

当然，对很多城市人来说，这些都是过去时了，咱们危险解除了吗？

并没有，因为还有另一个同样严重的污染源。

**二号罪犯：炒菜油烟。**

中国人和美国人做饭有个巨大差别，就是咱们炒菜特别喜欢用热油。我们都很喜欢听食材放进热油锅里那个"刺啦"的声音，听起来就很香。但很多人没有注意到，伴随着悦耳的"刺啦"，冒起了滚滚浓烟。

油烟，是和雾霾一样糟糕的致癌物！

不信？我最近随便找几位朋友简单测了一下炒菜时候的PM2.5。结果让人吃惊。

西红柿炒鸡蛋，PM2.5超过 $1000\,\mu g/m^3$！

晚上吃烧烤更惨烈，PM2.5超过 $7000\,\mu g/m^3$！

研究发现，油炸或者热油炒菜的时候，PM2.5能迅速飙升几十倍。川菜是重灾区，我妈炒菜的时候，从葱、姜、蒜放入热油开始，PM2.5一路飙升，最终轻松超过 $2000\,\mu g/m^3$。

油烟这类PM2.5是瞬时的，短期的，无法直接和长期笼罩的雾霾比较谁更严重。但大量研究表明，厨房油烟是潜在致癌因素，还能引起很多各种各样的疾病，尤其是呼吸道和心血管疾病。

咱妈每天都是用生命在给家人做饭啊！

所以，我开讲座的时候每次都会提醒大家，要注意厨房通风，减少爆炒，减少油炸，考虑把早餐煎鸡蛋改成水煮蛋，等等。

还有没有简单点的办法？

有的！

买个好的抽油烟机！

最近我刚给家里买了个新的侧吸式抽油烟机，使用了一阵子，爸妈觉得确实还不错，明显比以前老式的好。也测了一下 PM2.5，打开之前一般在 $800\sim2000\mu g/m^3$ 之间，打开后一般能控制在 $50\sim80\mu g/m^3$。

看着我妈这样炒菜，我放心不少。

## 应该打宫颈癌疫苗吗？

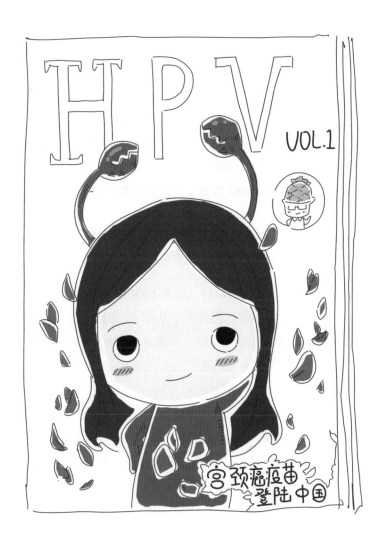

2017 年 7 月，千呼万唤的 HPV 疫苗终于在国内上市了！

葛兰素史克（GlaxoSmithKline，GSK）公司的希瑞适 [ 人乳头瘤病毒疫苗（16 型和 18 型）] 获得中国食品药品监督管理总局（China Food and Drug Administration，CFDA）的上市许可，成为国内首个获批的预防宫颈癌的 HPV 疫苗。

HPV 疫苗接种和宫颈癌筛查一起，将为中国女性预防宫颈癌提供更好的手段。希瑞适在中国注册用于 9~25 岁女性的接种。

关于 HPV 感染和 HPV 疫苗大家有各种各样的问题，今天这篇文章都可以告诉你！

## 人是怎么感染 HPV 的？

HPV 感染率其实是很高的，一项基于美国人群的调查研究显示，有性行为的男性和女性一生中感染 HPV 的概率高达 85%~90%，HPV 并非只是通过性生活传播，一定程度的皮肤黏膜的接触都可以导致 HPV 感染，所以 HPV 感染是常见现象。而 99.7% 宫颈癌又伴有 HPV 感染，这也是它普通而可怕的原因。

## 如何判断是否感染了 HPV？

目前可以通过从宫颈、阴道取样，检查 HPV DNA 或者 RNA 来判断是否有 HPV 感染。HPV 检测的敏感性已经达到了 99%；然而，检查结果阴性不代表这个人没有感染过 HPV。因为 HPV 感染十分常见，一个女性一生中大约有 80% 的概率感染 HPV，绝大部分人能自己通过免疫力清除病毒，只有持续的 HPV 感染才会导致宫颈病变等。

目前，也可以通过检测尿里面的 HPV 来诊断，这个方法尚未通过美国食品药品管理局（Food and Drug Administration，FDA）批准用于临床。它的缺点是敏感性只有 70%~80%，优点是取样很容易，不像宫颈、阴道取样需要去医院做妇科检查。

---

注：本文作者——黄婴，湘雅医学院毕业，北京协和医学院妇科肿瘤专业博士。

## HPV 感染有特效药吗?

没有!

避孕套是防止 HPV 传播的有效手段,但可靠性也不是 100%。

可以说,接种 HPV 疫苗是目前已知的针对宫颈癌及其他可能由 HPV 感染导致的疾病的最佳预防手段。

希望它的上市和推广能够让更多国人受益。

## 什么是 HPV 疫苗?

HPV 中文名称为人乳头瘤病毒,主要通过性传播,如果进入生殖器、口腔或者咽喉,就可以导致传染。

目前,约有 200 种类型的 HPV 被判别出来,其中有 30~40 种会通过性行为传染到生殖器及周边皮肤。研究发现,99.7% 的子宫颈癌都是因感染 HPV 造成的,不同类型的病毒带来的健康风险也各有差异。

某些类型的 HPV 可引起生殖器疣病,还有一些 HPV 类型与细胞癌变有关。HPV 感染可引起宫颈癌,这一点很多人都已经知道。而事实上,这些病毒也可以引发其他相对少见的癌症,例如外阴癌、阴茎癌、喉癌、肺癌、食管癌和肛门癌,等等。

大多数人在感染 HPV 后几乎毫无症状,不会出现发热、局部红肿等容易辨别的征兆。多数 HPV 感染也会自行痊愈,但也存在少数未自愈的人依旧浑然不知。

HPV 感染是最常见的性传播疾病,如果性行为频繁,在一生中难免会发生 HPV 感染。HPV 感染是如此普遍,而又如此不容易被察觉,因此疫苗在风险预防中就起到了尤为重要的作用。

## HPV 疫苗现在有几种?

目前在中国上市的 HPV 疫苗有 3 种,分别是二价疫苗(国产二价 HPV 疫苗

（大肠杆菌）、进口二价 HPV 吸附疫苗）、四价疫苗和九价疫苗。

什么叫"价"？ HPV 是一个大家族，里面有上百的兄弟姐妹，我们称为 HPV 类型。这些兄弟姐妹中，有几个特别不安分的：HPV11 和 HPV6 这两种与尖锐湿疣关系较大，HPV16、HPV18 和宫颈癌关系较大，其他还有几个比较不安分的，比如 HPV31、HPV33 等。

如果一个 HPV 疫苗能够预防 HPV16 和 HPV18 两型，我们就管它叫二价疫苗，能预防 HPV6、HPV11、HPV16、HPV18 四型，就叫四价疫苗，以此类推能预防 9 种 HPV 类型，就叫九价疫苗。

## 二价、四价、九价疫苗哪一个更好?

没有最好的疫苗，只有更适合的方法。当然接种有年龄限制，二价疫苗针对 9~45 岁人群，四价疫苗针对 20~45 岁人群，九价疫苗针对 16~26 岁人群。价格方面则是价多价更高。国际各个指南中均不建议在接种二价疫苗之后再接种四价或九价疫苗。

## 接种疫苗前发现自己已经存在 HPV 感染是否需要治疗?

国际医疗界基本认同的观点是：目前没有有效的治疗措施，不推荐对 HPV 的携带状态进行治疗。虽然没有明确有效的治疗药物，但是，别忘了我们体内无时无刻不在辛勤工作的免疫系统。

## HPV 疫苗安全吗?

安全。

从疫苗的制备上来说，HPV 疫苗用的是病毒样的颗粒，就是按照 HPV 外形样子做了一个空心的仿冒品，诱导机体产生抗体来抵抗 HPV 的入侵。就好比你去蜡像馆和玛丽莲·梦露照一张合影，梦露很逼真，你也很开心。

从疫苗临床研究及上市后的研究结果来看，这 3 种疫苗都是安全的，其中二价和四价疫苗的上市时间长一些，它们上市后的结果更全面。

总体来说 HPV 疫苗的安全性良好，不良反应与其他疫苗相似。有些观察发现，接种疫苗后出现晕厥的概率增加，所以建议接种后在诊所观察 15 分钟。这种晕厥不是 HPV 疫苗独有的特性，在青少年中接种其他疫苗后，也有这种晕厥概率增加的表现。

注射局部反应也很常见。上市后的数据显示，从 2006 年到 2013 年全美有 5700 万次接种四价疫苗的记录在疫苗不良事件报告系统（vaccine adverse event reporting system，VAERS）中，一共有 21 194 起不良反应记录在案。这些不良反应中，以头痛、恶心、呕吐、乏力、头晕、晕厥、虚弱等最为常见。

截至 2011 年有 72 例注射后死亡发生，其中 34 例得到确认，并没有发现死亡和疫苗注射有关。

大家可能想问，如果注射了疫苗，人不久就去世，为什么不能确认死亡是疫苗接种引起的呢？难道是政府包庇吗？

并不是，如果注射疫苗后，人就去世，很容易让人感觉是疫苗导致了死亡，但事实上，这是思维的误区。两件事时间上先后发生，并不说明前一事件造成了后一事件。

世界上有一种东西叫"巧合"。

很简单的例子，比如注射疫苗后，出医院不幸因车祸而死亡。你能说是注射疫苗导致的死亡吗？

每时每刻都有人因为各种原因死亡，由于已经接近 2 亿人接种了 HPV 疫苗，所以很可能存在有人注射后随机发病死亡的情况。

如果不理解这一点，只因为猝死刚好发生在疫苗接种以后，就下结论是疫苗导致的，这是很武断的。

目前，大数据科学研究，并没有发现 HPV 疫苗有明显的风险。否则，它就被撤市了，政府不会为了一个区区药厂利益而牺牲自己国民的健康。

## HPV 疫苗能管多长时间？

一般接种 3 次疫苗，之后不需要补接种。确切的保护有效时间还没有数据，但是根据疫苗研究的随访来看，截至 2019 年，两价和四价疫苗接种后 12 年、九价疫苗接种后 7.6 年疫苗相关型别抗体阳性率仍大于 90%，且未发现 HPV 疫苗型别相关癌前病变。所以目前认为不需要补接种。

## 怀孕期和哺乳期女性能接种 HPV 疫苗吗？

不建议怀孕期女性接种，哺乳期女性则慎用 HPV 疫苗。

如果接种疫苗后发现自己怀孕，也不要过于紧张，常规孕期检查即可。余下针剂待哺乳期结束后再行接种。

## HPV 疫苗可以和其他疫苗一起接种吗？

不建议一同接种，虽然理论上它们之间的效果不存在冲突，但是同时接种不利于进行不良反应的识别。

## 听说疫苗是给小女孩打的，我超过 26 岁了还有用吗？

标准的 HPV 疫苗接种对象是 9~26 岁的女性和男性。

如果是 27~45 岁的女性，研究发现对既往没有感染 HPV、既往感染或正在感染 HPV 及曾因宫颈病变治疗后的女性，接种四价疫苗也是可以显著获益的，因此推荐接种疫苗。

## 小女孩打了疫苗，小男孩要不要打？

和谐社会需要大家一起建造，小女孩打了 HPV 疫苗，小男孩也是应该打的。男性接种 HPV 疫苗可以预防尖锐湿疣及其他 HPV 相关癌症，如肛门癌、阴茎癌、口咽癌等，在某种程度上也能降低女性伴侣感染 HPV 的风险。但值得注意的是，国内还没有获批男性接种 HPV 疫苗的相关适应证，预计至少要到 2025 年才能获批。

# 抗氧化剂真能防癌吗？

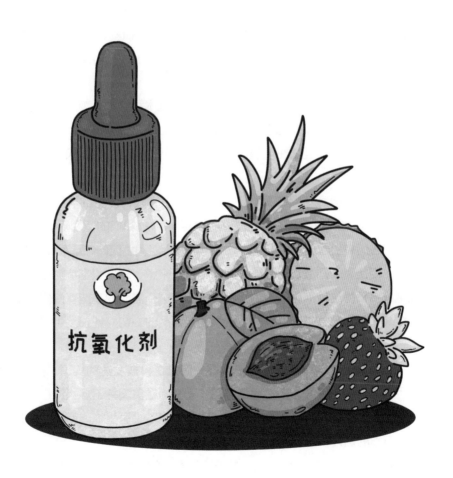

小时候我在四川常常跟着爷爷和爸爸泡茶馆。在美国，近 20 年喝茶也慢慢流行起来，因为相对咖啡，茶含有相似量的咖啡因，但是喝茶对身体更好，因为茶有保健功能，富含抗氧化的成分。

不知从何时开始，"抗氧化"成了家喻户晓的词，尤其是各类保健品们，都愿意给自己贴上"抗氧化"的标签。从简单的维生素 E、胡萝卜素，到名字更高级的"灵芝孢子粉""葡萄籽油""虾青素"，无一不是以"抗氧化"作为主要卖点。抗氧化保健品号称能预防衰老、预防癌症、预防糖尿病、预防老年痴呆、增加怀孕概率、改善皮肤、改善睡眠和减肥，听起来很是神奇！

商家宣传抗氧化保健品和健康关系时候的主要观点：①我们的身体无时无刻不受到各种内在因素和外在因素的摧残，会产生氧化自由基，破坏 DNA，导致坏细胞出现；②坏细胞是导致衰老和癌症的根本原因；③抗氧化保健品能阻止氧化自由基的形成，从而预防衰老或者癌症。

观点①是有科学依据的，观点②单独看也是基本科学的，观点③则是彻头彻尾的"伪科学"和"洗脑广告"。要成为一个"优秀"的伪科学，一定要包含一定的真科学成分，这样混杂在一起，大众才会无从分辨。抗氧化保健品从整体来说无疑是个携带优秀基因的"伪科学"。

氧化自由基确实能破坏 DNA，但它破坏能力有限，产生的坏细胞有限，而且绝大多数（>99.99%）被自由基破坏的细胞都会很快被我们的免疫系统自动清除，根本轮不到它们来引起衰老或者癌症。真正导致衰老和癌症的，是系统性的变化。退一步讲，即使有个别被自由基破坏的细胞活下来了，靠外源吃抗氧化剂来清除这种细胞或者预防这种细胞的产生是不可能的，这个需要的是能直接作用于细胞内部的抗氧化剂，吃是吃不进去的。抗氧化保健品的一切好处都发生在人们的想象之中。

抗氧化保健品的流行并不起源于中国，而是在科技发达的美国。抗氧化剂，例如维生素 C、维生素 E 作为普通保健品，刚开始在美国并不怎么流行。唤起人们想象，把抗氧化保健品真正推向广大消费者的，不是医生或者商人，而是一些有社会号召力的名人，比如林纳斯·鲍林。

林纳斯·鲍林（Linus Pauling）是美国最有名的化学家之一，在量子化学和结构化学上有相当伟大的贡献。他先在 1954 年获得了诺贝尔化学奖，又在 1962

年获得了诺贝尔和平奖，成为历史上仅有的两位获得过两个不同诺贝尔奖的人之一，另一个是居里夫人。但我个人觉得诺贝尔和平奖就是一个笑话，完全是政治奖，到处打仗的美国前总统奥巴马居然也拿了和平奖，大家就都懂了。也许是鲍林拿完两个奖还不够，想拿第三个诺贝尔生理学或医学奖，成为宇宙第一人。所谓不想当好医生的和平使者不是好化学家，鲍林在后半生开始拼命推崇用维生素C来治病，开始是治感冒，后来发展到治癌症。他还利用自己的名声，与很多医生合作，像模像样地设计临床试验来证明癌症患者吃维生素C能延长寿命，发表了好多论文，加上媒体的宣传，抗氧化剂一下子成了神药，大家趋之若鹜。结果很快就有严谨的科学家发现鲍林的临床试验设计有一个严重问题：他区分吃维生素C和不吃维生素C两个组癌症患者的时候条件不均等，吃维生素C的一组患者本来症状就比不吃的轻很多，因此即使不吃任何东西，这一组患者也理应活得更久。后来美国梅奥医学中心等大医院做了更大规模的试验，发现维生素C对治疗癌症和别的疾病完全无效。但群众对名人的信任是无限的，无论这个名人是不是这方面的专家，一个想当好医生的化学家加和平使者成功地给群众上了一堂"伪科普课"。同时，嗅觉敏锐的商家一看机会来了，迅速加入洗脑队伍，同时推出各种抗氧化产品，大做广告，抗氧化保健品的"伪科学"就此席卷美国社会，后来蔓延到世界各地。

戴·比尔斯（De Beers）公司1947年的一个广告："A Diamond is Forever"（钻石恒久远），被评为20世纪最佳广告，因为这个广告彻底改变了钻石的地位，把钻石从普通透明矿物，变成了最高级的珠宝和身份的象征。钻石戒指此后成为订婚戒指的主要选择。事实上，在这之前很少有人在戒指上带钻石，订婚戒指上一般是红宝石、蓝宝石之类。到了现在，没人会再去追究为什么钻石那么贵，为什么"钻石恒久远，一颗永流传"。情人节的玫瑰花和巧克力、万圣节的变装服饰和糖果、圣诞节的礼物和家内外装饰，无一不是商家和广告商的炒作及推波助澜，成功在很短时间内改变了整个社会的价值观和消费习惯。抗氧化保健品推广也是一个非常成功的广告战役。

抗氧化保健品在抗癌、抗衰老上的效果在科学界一直是有很大争议的。到目前为止，所有的大规模双盲临床试验都证明长期吃抗氧化保健品对健康并没有任何好处。如果吃抗氧化剂就跟喝白水一样完全没用，可能还好，但关键是有一些证据说明吃多了抗氧化保健品对身体并不好。比如 2013 年的一篇科学报道发现长期吃抗氧化药物会加快动物模型的癌症生长速度。在美国国家癌症研究所的官方网站上也明确指出，吸烟的肺癌患者如果吃抗氧化药物，实际上会加速肿瘤生长和复发。由于抗氧化剂保健品的市场实在太大了，政府非常谨慎，现在欧美有几个很大规模的临床试验，想彻底地验证抗氧化剂在放疗和化疗后对患者的影响，我们拭目以待，但是从历史上所有的数据来看，也许没有副作用就是最好的结果了。

在我看来，饮食均衡、健康才是王道。如果确定缺乏某些微量元素，比如铁、钙，那吃点便宜的保健品没什么问题。而对包装得非常高大上的各类保健品，能少吃就少吃，以后谁再给你推销神奇的抗氧化保健品，请三思后拒绝。

对于防癌，心情好才是真的好，免疫系统好才是真的好！好好吃碗白米饭对免疫系统的帮助比任何神奇的抗氧化保健品都更大。

# 为什么有人生活习惯很健康，却得了癌症？

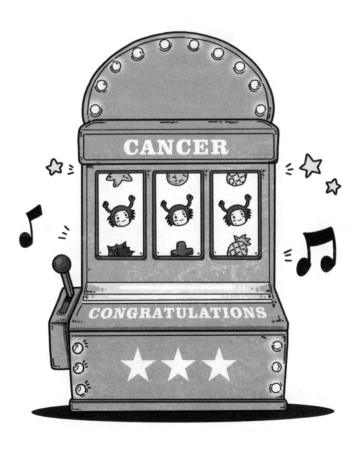

## （一）

"我经常跑步，健康饮食，按时睡觉，居然得了癌症？隔壁老王每天抽烟喝酒，夜夜笙歌，居然什么事儿没有。凭什么啊？！"是啊，为了防癌，我们推荐均衡饮食、加强锻炼、戒烟少酒，等等。但每一天，都会有生活方式很健康的人被诊断癌症，有的甚至非常年轻。为什么会这样呢？因为对于个人而言，癌症的发生有很大的随机性，是个概率问题。我称之为"彩票理论"：如果把患癌比作"中奖"，那么很显然一个人买的彩票越多，中奖的概率越大！但并不是说，买彩票多的一定中奖，少的就一定不中奖。

接触各种致癌因素，就等于多买了一些彩票。

- 喝一瓶高度酒？多了几张彩票。
- 抽一包烟？多了几张彩票。
- 胖了 20 斤？多了几张彩票。
- 长期炒菜油烟很重？多了几张彩票。
- 慢性肝炎病毒感染？多了几张彩票。

……

毫无疑问，整体来看，生活更不健康的人更可能中奖，更容易得癌症。我们推荐大家避免致癌的环境和生活习惯，就是为了尽量"少买彩票"，在个人层面降低风险。

但就像彩票中奖一样，患癌也有随机性。总有运气特别好的和运气特别差的。生活健康却得了癌症？不奇怪，因为有人第一次买彩票就得了大奖。习惯不好却不得癌症？也不奇怪，因为有人一辈子买彩票也没得大奖。生活充满了意外，确实无时无刻都有小概率事件发生。

## （二）

为什么大家都应该储备癌症知识？因为无论生活多健康，都不可能完全规避癌症。

即使生活在 PM2.5 为 0 的地方，每天按照教科书吃喝拉撒也不行。也就是说，没有人能一张彩票都不买！

为什么呢？这是细胞生物学的本质决定的. 无论怎么样，每天我们体内都会发生大量的基因突变，都可能增加自己患癌的概率。也就是说，每个人每一天，肯定都会买一些彩票。为什么基因突变的发生，是不能完全避免的呢？因为每一天，每个人体内都有无数细胞死亡。这意味着每一天体内都需要产生各种各样新的细胞，来替换老化和死亡的细胞。据估计，一个成年人每天体内新产生的细胞数量，高达 2000 亿~3000 亿个！怎么产生这么多新细胞呢？

靠细胞分裂！

每次细胞分裂，都需要完成整个细胞 DNA 的复制。而 DNA 的复制不是 100% 准确的，每次复制，都肯定会出现一些错误，产生一些突变。这是生物学的本质规律决定的。所以，无论习惯多健康，只要活一天，就肯定要承担出现基因突变的风险，也就相当于买了一些彩票。**这还只是普通人情况，对于有些人而言，他们遗传了致癌基因，风险变得更高！**

比如著名的影星朱莉，她遗传了突变的 *BRCA1* 基因，导致每一次细胞分裂的时候，DNA 突变概率比正常人多几十倍。如果普通人一天买一张彩票，她相当于每天买几十张！

由于携带这个突变，她 75 岁之前患乳腺癌或卵巢癌的概率非常高，于是才针对性地做了预防性的乳腺和卵巢切除。这相当于彻底关掉了几个彩票站⋯⋯

## （三）

虽然不能完全摆脱癌症，我们依然应该坚持健康的生活方式，包括饮食均衡，规律运动。

为什么呢？一方面，是因为**对于每个人而言，减少彩票数量，永远都是降低患癌风险的最佳选择**。不能因为隔壁老王运气好，就觉得自己运气也这么好。另一方面，是因为即便没有防住癌症，但**拥有良好饮食和运动习惯的患者，治疗效果通常更好，生活质量也更高**。

研究发现，长期吸烟的人，不仅会增加患十多种癌症的风险，而且治疗过程中如果不戒烟，那么治疗效果更差，复发概率更高。而反过来，积极锻炼的人，不仅整体患癌风险更低，而且即使不幸患癌，这些人治疗的整体效果往往更好，包括对药物的不良反应更小，后续康复更快。虽然生活充满意外和惊喜，有人选择把一切交给运气，有人选择把主动权尽量掌握在自己手里。

你会怎么选呢？

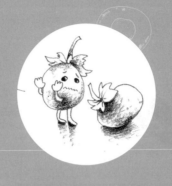

# 癌症治疗，现在和未来

我们正在经历癌症治疗的第三次重大革命：免疫治疗。很多以前无法治疗的癌症患者现在都能高质量生活很多年，甚至可能被治愈。在本章，你会了解到癌症放疗、化疗、靶向治疗和免疫治疗的各个方面，患者有理由保持乐观，积极配合治疗，延长生命，那我们的下一个药就有可能治好你！

# 化疗到底有效吗?

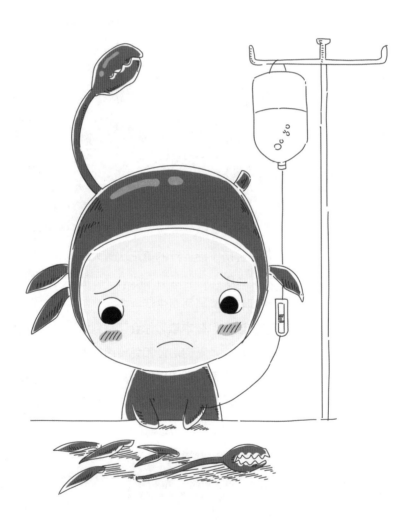

目前，有效的癌症治疗手段已经越来越多，我们有了靶向治疗、免疫治疗和细胞治疗。但一来新疗法并不对所有患者有效，二来它们的费用非常昂贵。中国的大多数患者，更多还是依赖于三种更传统的手段：手术、化疗和放疗。

显然，传统并不等同于无效或落后。但由于最近煽动性伪科学文章的泛滥，很多人对它们，尤其是化疗产生了很深的误解，认为"化疗毫无作用，仅仅是医院赚钱的工具。由于副作用大，化疗实际会加速患者死亡"。

化疗有自己的问题，主要是副作用太强。从情感角度，副作用让亲人和朋友受苦；从科学角度，副作用严重限制了它的使用范围。但如果说它毫无效果，则是纯粹的谣言，如果由此而拒绝治疗，投入"神医"怀抱，则更是误入歧途。

化疗药物的真相到底是怎么样的呢？咱们一起看看六个大家常见的对化疗的误解。

**误解：化疗药物来自生化武器，全是毒药。**

**真相：第一个化疗药物确实是由生化武器改造而来，但它是经过严格科学验证的。**

大家可能知道，最开始的化疗药物出现在 20 世纪 40 年代，来自世界大战中的生化武器：芥子气。化学武器如何成了化疗药物？难道真的是毒药就可以拿来治疗癌症吗？远没有那么简单。

美国当初为了搞明白芥子气为什么能致死，于是派科学家去研究被这种毒气杀死的人，结果发现无一例外，这些人体内淋巴细胞几乎全部被破坏。这个研究报告发表后，有人开始研究更强的毒药，准备迎接第三次世界大战，但耶鲁大学的两名药理学教授脑洞大开：既然芥子气能杀死正常淋巴细胞，是否也能杀死淋巴瘤细胞呢？能否改进芥子气，然后用于治疗淋巴瘤和白血病呢？

果不其然，临床试验结果证明，芥子气改进后得到的"氮芥"类化疗药物，对淋巴瘤、白血病等有不错的治疗效果，因此直到今天还在使用。

可见，芥子气之所以被用于尝试治疗淋巴瘤，并不是胡乱抓一个毒药来尝试，而是建立在它能高效杀死淋巴细胞的客观证据上。"氮芥"作为化疗药物的鼻祖出现，固然有一定意外的因素，但其背后每一步都是有科学依据的。在它之后出现的其他化疗药物，绝大多数也都经过了严格的科学和临床论证。

知其然，并知其所以然，才是科学的根本态度。

**误解：没有一个人是化疗治好的。**

**真相：单靠化疗就能"治愈"一些癌症。**

很多癌症早已不是绝症，癌症的存活率在过去几十年中有了非常明显的变化。科学家和医生一般不喜欢用"治愈"这个词，但可以放心地说，长期带癌生存是很常见的。

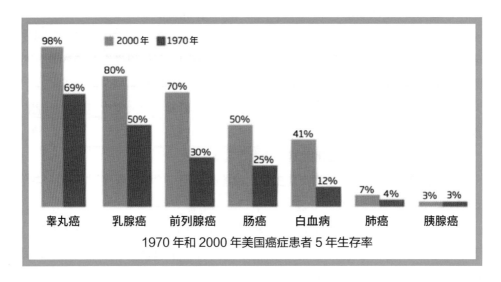

1970 年和 2000 年美国癌症患者 5 年生存率

生存率大幅提高的原因每种癌症不一样。其中，乳腺癌、前列腺癌、肠癌的生存率提高主要是因为早期筛查技术的普及、更好的手术和新型药物的使用，但对睾丸癌、白血病和霍奇金淋巴瘤来说，则几乎全部归功于化疗药物！

从现在的 5 年生存率（美国）来看，睾丸癌是 98%，霍奇金淋巴瘤是 85%，儿童急性淋巴细胞白血病是 85%。对于这些患者来说，化疗是最主要的治疗手段，很多时候，仅仅靠化疗，患者就可以存活超过 20 年，其实可以说是真正治愈的。

因此，网上谣言为了博取眼球，把化疗药物说成一无是处、谋财害命的毒药，显然是靠着大家对现实情况的不熟悉，睁眼说瞎话，忽视了无数被化疗拯救的生命。

**误解：如果无法治愈患者，化疗就是无效的。**

**真相：绝大多数化疗的目的是延长患者生命，而非治愈。**

癌症是个顽疾，单靠化疗，乃至任何药物就治愈的癌症患者还是少数。更多的时候，尤其是对晚期癌症的治疗，现实的目的是延长患者生命，特别是有质量的生命，而并非治愈。由于不切实际的希望，有人因为化疗没能治愈癌症，就得出"化疗无用论"。

这是不公平的。

对于很多癌症，化疗虽然不能治愈，但能显著延长生命。这让患者有机会和家人、朋友一起完成更多心愿，但更重要的是，让患者有机会等到新的更好的疗法出现。

在沙漠中行将渴死的人，给他一点水，虽然可能是"杯水车薪"，但至少给了他再走几公里去寻找绿洲的机会。怎么能说这点水没用呢？

曾经，美国有个小女孩叫爱米莉·怀特海德（Emily Whitehead），5 岁时她得了急性

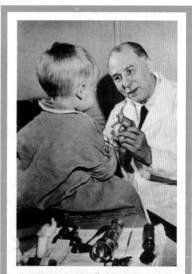

"现代化疗之父"西德尼·法伯（Sidney Farber）博士，用化疗改变了无数儿童的命运

白血病，前后经历了两轮化疗，最后还是复发。可能很多人会说化疗是失败的，但事实上，正是化疗让她又坚持了两年（2010—2012 年），终于等到了 CAR-T

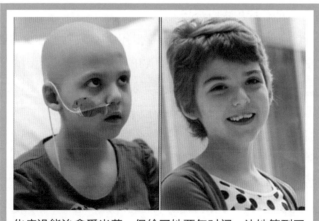

化疗没能治愈爱米莉，但给了她两年时间，让她等到了CAR-T 免疫疗法

疗法的出现，成为第一个尝试这种疗法的儿童。由于疗效惊人，她成为目前世界上最有名的前癌症患者。

没有化疗，就没有爱米莉的故事。

**误解：化疗药物都差不多，医生都是随便用。**

**真相：每个化疗药物作用机制都不同，现代化疗都是使用药物组合，而且随时都在优化。**

临床常使用的化疗药物有几大类，几十种，现在已经很少使用单一药物，都是使用几种化疗药物的组合，因为研究发现某些化疗药物组合之后，比单独使用效果好很多，经常会"1+1>2"。

这不难理解，杨过的全真剑法厉害，小龙女的玉女剑法也厉害，但双剑合璧后的玉女素心剑法杀伤力不是一般的强，金轮法王见了都要腿软。

对于不同的癌症，使用的化疗药物组合是不同的。比如淋巴瘤常用的叫"CHOP 组合"，包括了 3 种化疗药物 + 一种激素（环磷酰胺、多柔比星、长春新碱 + 泼尼松），而治疗睾丸癌常用"VIP 组合"，是 3 种不同的化疗药物（顺铂、依托泊苷、异环磷酰胺）。

这里就出现了两个关键问题：

• 怎么知道哪种癌症用哪种化疗方案？

• 怎么知道哪些化疗药物组合起来疗效好？

先说第一点，为什么不同癌症要选不同的化疗药物呢？这个主要是临床数据决定的。CHOP 用于淋巴瘤效果较好，而 VIP 治疗睾丸癌则不错，反过来就不太理想。哪种癌症用哪种化疗效果最好，很难预测。比如为何淋巴瘤对 CHOP 响应好，其中的科学原理其实到现在都还是"黑匣子"。

一阳指为什么克蛤蟆功？古墓派为什么克全真教？小龙女能不能打过欧阳锋？每个人都有自己的理论，但其实没关系，有效就行。

再说第二点，如何找最佳药物组合？不是盲目尝试，往往是有科学依据的。X 和 Y 两种化疗药要想"1+1>2"，首先两个药的特点不能太类似，最好能优势互补。这很像唱歌，优秀的组合大多需要风格接近但不雷同，最好互补，才能产生最和谐的效果。

像 CHOP 组合，使用的 4 种药物都能杀死癌细胞，而且原理都不一样，组合在一起就能达到更好的效果。

最优化疗组合方案并不是一成不变的，而是随时在调整改进。如果有证据说明新的组合更好，那大家就会用新的疗法。比如对于淋巴瘤，CHOP 疗法是经典疗法，多年来，很多人都尝试了各种新的化疗组合和它做比较。有些新方案，比如 ACVBP（5 种药物的组合），在一些患者身上效果更好，于是就有医生采用了新的化疗方案。

总之，癌症很凶残，咱们要用最佳姿势群殴它。

**误解：靶向药物、免疫药物肯定比化疗药物高级，效果更好。**

**真相：化疗药物和靶向药物、免疫药物的界限很模糊，某些化疗药物其实是靶向药物，甚至是免疫药物。**

总体来说，靶向药物是比化疗药物更新一代的抗癌药，第一个真正的靶向药物是 2001 年上市的格列卫，而现在大家听得最多的应该是治疗肺癌的易瑞沙。

很多人觉得靶向药物"高大上"，化疗药物"矮丑穷"。从价格上来看很有道理，因为靶向药物就一个字"贵"，一个月上万元，乃至上十万元都不奇怪，化疗药物则比较便宜。

但靶向药物真比化疗药物好很多吗？

还真不一定。

首先，靶向药物和化疗药物的本质是一样的。"靶向药物"是指针对肿瘤中的特异蛋白靶点而设计的化疗药物。靶向药物的核心有两点：第一，作用靶点清楚；第二，是癌症的关键靶点，最好是癌细胞特有的基因。

而相对的，化疗药物往往不符合这两点要求。它们或者靶点不清楚，或者靶点不是癌症的特征。

但随着科学的进步，我们发现有的"化疗药物"其实是靶向药物。

有个著名的药物叫沙利度胺（Thalidimide），它出名不是因为疗效，而是毒性。它曾经有个艺名叫"反应停"，在欧洲各国和日本上市，被用于治疗孕妇的妊娠反应。但意外发生了，由于谁也不知道它对胚胎毒性巨大，导致上万名畸形儿童出生。他们几乎没有四肢，俗称"海豚宝宝"，多数活不过 3 岁。当这个毒性被发现后，这个药迅速被撤市。

故事并没有结束，当一些科学家在研究它为什么有副作用的时候，有人意外发现沙利度胺能有效治疗一种罕见癌症：多发性骨髓瘤。经过多年严格的临床试验，2006 年，这个一度被打入冷宫的药物，被 FDA 批准上市，用于治疗多发性骨髓瘤，在新的领域发光发热。

但有一个问题，没人知道它到底是怎么杀死癌细胞的。从这个意义上来说，它只能算是一个化疗药物，而非靶向药物。

但从 2010 年到 2014 年，日本、美国和瑞士的科学家陆续揭开谜底，沙利度胺类药物实际是不折不扣的"靶向药物"，它的靶点是 CRBN 基因，特异性非常好。这个发现，不仅能解释为什么它能杀死多发性骨髓瘤，而且也能解释孕妇使用后，为什么会导致"海豚宝宝"（具体原理有点复杂，在此处省略）。

我相信还有更多"化疗药物"其实是"靶向药物"，只是科学家还没搞清楚罢了。因此没必要听到化疗药物就觉得低人一等。

如果你对此有点惊讶，那这里我要放个更大的炸弹：很多临床有效的化疗药物其实都是"免疫药物"。

"免疫疗法"最近红遍大江南北，它是靠激活免疫系统来治疗癌症。我们通常叫化疗为一代疗法，靶向治疗为二代疗法，免疫治疗为三代疗法。

科学上一直有个大谜团：同样都能杀死癌细胞的化疗药物，有些在临床非常有效，有些几乎无效。这个问题在几十年中，无人能解释，大家只是默默使用有效的药物。

直到免疫系统和癌症的关系被研究后，开始有证据表明，临床作用特别显著的化疗药物，很多能一石二鸟：不仅能杀死癌细胞，而且能激活免疫系统。换句话说，很多有效的化疗药物其实也是免疫药物。

最近有句话很流行："或许一切有效的抗癌药物本质上都是免疫药物。"虽然目前很难证实，但我相信如果一个药只能杀死癌细胞，而不能激活免疫系统，那是不好使的。

## 小结

化疗药物不完美，副作用严重限制了它的使用。但它不是简单毒药，其中包含的科学原理非常复杂，有些化疗药物其实是靶向药物或者免疫药物。和新型药物比起来，它的研究价值毫不逊色。由于化疗药物相对低廉的费用，它仍然会是多数癌症治疗的主力。

对于患者，绝不应该盲目相信伪科学和民间游医，一味排斥，甚至彻底抛弃化疗药物这个选项，导致耽误病情。

作为研究者，主要的任务就是和医生一起，认真研究化疗药物的作用机制，尤其是对免疫系统的影响，争取找到化疗药物、靶向药物、免疫药物的最佳组合，达到更低的副作用、更好的治疗效果。

# 癌症治疗最大的困难：抗药性

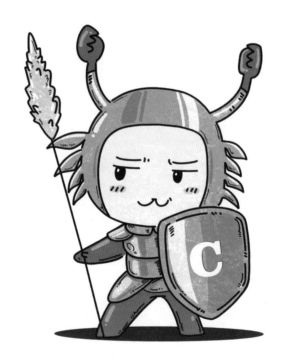

在过去的几十年，人类投入了大量的人力、物力和财力来与癌症作战，我们对癌症的认识有了长足的进步，一系列新的抗癌药物已经上市，几千种新的药物正在进行临床试验。靶向治疗药物正在逐步取代毒性很强的化疗药物，而新一代的癌症免疫治疗药物更是给晚期癌症患者带来了很大的希望。对很多癌症，如肺癌、皮肤癌、前列腺癌、乳腺癌等，现在都有了更有效的治疗手段。例如罗氏公司 2011 年上市的药物威罗菲尼（Vemurafenib），对部分恶性黑色素瘤患者有非常明显的效果，有些患者的癌症消失到了无法检测的程度，他们的身体也几乎恢复到了生病前的状态。考虑到恶性黑色素瘤患者的生存时间往往以天计算，这类新型药物的作用可以说是革命性的。

可惜，在医生和患者欢呼雀跃的时候，新的数据给大家泼了一盆冷水：在看起来似乎治愈了的患者身上，仅仅两个月以后，肿瘤又卷土重来。而且这次，威罗菲尼片不再有效，复发的癌症比以前的更加凶猛，很快就夺走了患者的生命。

这就是人类和癌症做斗争中所面临的最残酷的现实和挑战：抗药性和变异性。很多的抗癌药物在一开始都对患者有很不错的效果，但对延长患者寿命却没什么突破，就是因为复发很难控制。我们对癌症的治疗之所以效果有限，很大程度上是因为我们还不完全知道癌细胞如何产生抗药性。从目前的研究来看，肿瘤的抗药性主要是由于产生了新的突变，从而摆脱了药物的抑制。但我们不知道为什么有的产生抗药性的癌症进化得越来越快，不知道抗药性的种类是有限的还是无限的，等等。

过去几十年，人类在和癌症的对抗中取得了很大成果，肯定不是完全失败，但是由于生物学基础知识的匮乏，目前的很多研究还很初级。就像我们想制造火箭，但是现在却还没有相对论。生物学和医学都需要更多的突破，这需要各个学科的专家协同作战，我们离最终攻克癌症还有很长的路要走。

随着基因检测，包括单细胞测序等方法在临床的应用，我们应该能更好地理解肿瘤的进化和耐药机制，最终的目标，是开发出更好的药物让患者活得更好，活得更久。

# 放疗，杀敌一千，自损 X 百

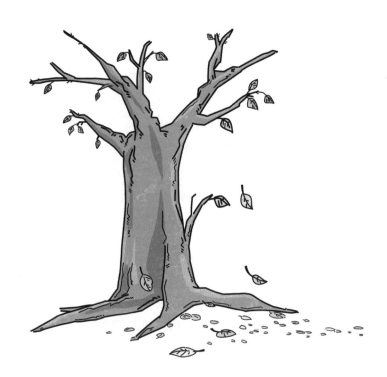

放疗作为癌症治疗的辅助手段已经有相当长的历史了，甚至可以追溯到伦琴发现 X 射线。近年来，除去传统放疗，质子放疗、重离子放疗、中子放疗等新兴治疗名词也进入了人们的视野。

在这里先区分一下容易混淆的两个概念，化疗和放疗。化疗是指使用具有抗癌功效的化学药物进行癌症治疗的手段。而放疗是指直接利用高能量射线，也叫辐射或高能量粒子打击并杀死癌症细胞的治疗手段。两者在原理上面没有什么联系，但为什么人们常常混淆这两个概念，我想除了它们是现在癌症治疗的主流手段以外，也因为两者都会对人体产生不小的伤害。化疗和放疗就是杀敌一千，自损 x（若干）百。至于 x 具体是多少，就只能具体问题具体分析了。

为什么放疗也会对自身产生不小的伤害？

放疗的本质是一团高能粒子直接轰击肿瘤细胞，它会直接破坏细胞的 DNA，或者通过电离产生自由基，从而造成肿瘤细胞死亡。但是，这样的攻击对癌细胞和正常细胞是无差别的，我们实在不能指望长度是一个细胞的十亿分之一的一团粒子，能区分出癌变细胞和正常细胞。这说的还是体积硕大的质子，如果是常用的光子则根本没有真正的体积。所以，放疗会对肿瘤细胞和健康细胞造成无差别杀伤。

幸运的是，肿瘤细胞对 DNA 破坏通常更加敏感，一方面，因为细胞生长越快，对 DNA 破坏越敏感；另一方面，肿瘤细胞 DNA 修复能力通常没有正常细胞强。由于这两个主要原因，进行分期疗程式的放疗，可以给予正常细胞足够的恢复时间，同时永久性地杀伤肿瘤细胞。这就是每次放疗之后前几天人体非常难受，但之后正常细胞慢慢修复，人体也慢慢恢复精气神的原因。

更幸运的是，人类很聪明，已经能熟练地运用电磁技术和机械技术等控制粒子的能量和照射路径，从而使辐射的能量尽量多地释放到肿瘤细胞那里去。衡量辐射量的多少有一个专门的名词叫剂量。现在成熟的 X 射线或伽马刀能 360° 地照射人体且比较精准地控制能量和定位肿瘤，可以尽量降低正常细胞吸收的剂量，同时积累肿瘤细胞内的剂量，从而减轻患者的痛苦，提高治疗的功效。

还要幸运的是，除了 X 线和伽马射线，我们还有质子和重离子。放疗常用的 X 射线和伽马射线的光子基本没有质量，在跟其他物体"碰撞"的时候，容易改变方向和释放能量，所以它们到达肿瘤细胞之前一路都在杀伤正常细胞，到了癌细胞的时候能量已经降低了很多。而质子要重很多，在照射到人体上时，刚开始能量很高，它可以"坚持"走自己的路，沿途只释放很少的能量，在最后到达肿瘤时，把能量一股脑儿地释放出来，这在物理上叫作布拉格峰。所以，质子放疗每次剂量可以更多，而相对损伤更小。

从物理学的角度来说，质子治疗的优势是显而易见的，简单地说，质子或重离子治疗的时候，"自损×百"的×要比一般放疗的×小不少。所以质子治疗被推荐用于治疗周围有重要、敏感器官的肿瘤，或者更需要避免正常器官损伤的儿童癌症。

虽然质子（或重离子）更准、更快、更健康，但是，也很贵！更贵！相当贵！

还是因为质量的原因，把质子加速到具有打击相应肿瘤的能量需要的加速器要大得多，复杂得多，需要的能量多得多，之后的控制磁路照射设备也复杂得多，各种相应的基础建设等要贵上几个数量级。正因为如此，目前能提供质子治疗或者重离子治疗的医院或治疗中心很少，全世界正运行的大概有 50 个。大家有兴趣可以了解一下现有的治疗中心，有的中心是挂靠在国家实验室的，即直接使用国家实验室的质子或重离子加速器，如兰州近代物理研究所、欧洲核子研究组织（Conseil Européenn pour la Recherche Nucléaire, CERN）、瑞士保罗谢勒研究所（Paul Scherrer Institute, PSI）等，这也侧面体现了重离子加速器的庞大复杂。

还要谨记的是，每个人对同样的辐射的承受能力和反应不同，因此自损×也是不同的。理论上来说，加强锻炼对提高抵抗力和减少×是挺有用的。同时也必须强调，无论如何进步，我们是不可能把放疗×减为 0 的，因为在治疗过程本身，由于人体自身不停息地运动（比如呼吸、心跳，甚至内急等），都会移动肿瘤的具体位置，从而不可避免地让粒子打击产生偏差，使人体健康细胞受到伤害。总的来说，我们对放疗所要做的，也只能是"遵医嘱"。当然时代在前进，技术在进步，现在有一大批人，搞技术的、搞市场的、搞医保政策的，都在致力于推广新的放疗方法。让我们共同期待×越来越小吧！

最后提一句，文中提及的放疗说的都是外照射。还有一种吸入放射源到肿瘤附近，直接照射肿瘤的内照射。两者有治疗部位和治疗剂量的区别，暂未纳入讨论。

（本文由张洁熹提供）

# 抗癌药物的三次革命

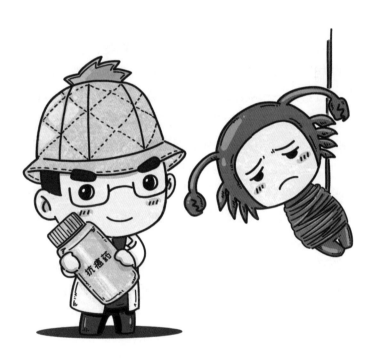

2012 年前后，抗癌研究中最令人振奋的消息是"癌症免疫疗法"在临床上的成功，一时间从医生、科学家到患者和媒体大众都很兴奋。"免疫疗法"被各大顶级学术杂志评为 2013 年最佳科学突破！《科学》杂志给予评论："2013 年是癌症治疗的一个重大转折点，因为人们长期以来尝试激活患者自身免疫系统来治疗癌症的努力终于取得了成功！"

在过去的 20 年，也有很多别的抗癌新药，为什么大家对"免疫疗法"特别推崇？

因为这是一次革命！

免疫疗法的成功不仅革命性地改变了癌症治疗的效果，而且会革命性地改变治疗癌症的理念。现代西方抗癌药物的发展到目前为止出现了三次大的革命：

第一次是 1940 年后开始出现的细胞毒性化疗药物，现在绝大多数临床使用的化疗药物都属于这一类。常用的化疗药物有几十种，机制各有不同，但是无论机制如何，它们的统一作用都是杀死快速分裂的细胞，因此对治疗癌症有不错的效果。但是和放疗一样，化疗药物的死穴是它们本身并不能区分恶性细胞还是正常细胞，因此化疗药物在杀死癌细胞的同时也会杀死大量人体正常的需要分裂的干细胞，这就是为什么化疗对细胞生长比较旺盛的骨髓细胞、肝细胞、肠胃表皮细胞等都有非常严重的副作用。临床上化疗药物的使用剂量必须受到严格控制：药物剂量太少不能起到杀死癌细胞的作用，药物剂量太多会产生过于严重的副作用，对患者造成"不可逆伤害"，甚至死亡。

药物开发中有个专业名词叫"治疗指数"（therapeutic index），描述的是能产生治疗效果需要的剂量和产生不可逆副作用的剂量之间的差异。治疗指数越大，说明药物越特异、越好。一般的化疗药物的治疗指数都不是很大，需要严格控制，而相反抗生素由于对人体正常细胞没有什么影响，因此治疗指数就很大。

抗癌药物的第二次革命是从 20 世纪 90 年代开始研究，直到 2000 年后在临床上开始使用的"靶向治疗"。由于普通化疗的治疗指数低，副作用强，科学家一直在寻找能特异性杀死癌症细胞而不影响正常细胞的治疗手段。20 世纪 70 年代致癌基因的发现使这个想法成为可能，因为很多致癌基因在正常细胞里都不存在！科学家开始尝试开发特异的药物来抑制癌症独有的致癌基因，理论上这类药物可以选择性杀死癌细胞，而不影响正常细胞。第一个真正意义上针对癌症突变的特异靶向药物是 2001 年上市的用于治疗 *BCR-ABL* 突变慢性白血病的格列卫（Gleevec）。这个药物的横空出世，让 *BCR-ABL* 突变慢性白血病患者 5 年存活率从 30% 一跃到了近 89%。第二次革命出现了！

格列卫这类靶向药物之所以比普通化疗药物好，就是因为它对正常组织的毒性小，治疗指数比较高，患者可以接受比较高剂量的药物而不必担心严重的副作用，因此癌细胞可以杀得比较彻底。目前药厂研发的多数新药都是靶向治疗药物，在未来 10 年，应该会有几十种新的靶向药物上市。

第三次革命就是我们正在经历的癌症免疫疗法的成功！

免疫疗法，相对于传统化疗或靶向治疗有一个本质区别：免疫疗法针对的是免疫细胞，而不是癌症细胞。

以往，无论手术、化疗还是放疗，我们的目标都是直接去除或杀死癌细胞。我们慢慢发现这个策略至少有 3 个大问题：①化疗、放疗都是"杀敌一千，自损×百"的情况，在杀死癌细胞的同时都极大伤害患者身体，包括大大降低免疫抵抗力；②每个患者的癌细胞都不一样，所以绝大多数抗癌药，尤其是新一代的靶向药物，都只对很少一部分患者有效；③癌细胞进化很快，所以很容易出现抗药性，导致癌症复发率很高。

免疫疗法的靶点是正常免疫细胞，目标是激活人体自身的免疫系统来治疗癌症。因此相对上面传统治疗中的 3 点缺陷，免疫疗法在理论上有巨大优势：①它不损伤反而增强免疫系统；②免疫系统被激活后理论上可以治疗多种癌症，因此对更多患者会有效；③免疫系统的强大可以抑制癌细胞进化出抗药性，降低癌症复发率。

2011 年，第一个真正意义上的癌症免疫药物易普利姆玛（ipilimumab，也叫 Yervoy）上市。但它的上市并没有在市场上掀起太大波澜，因为它虽然增加了一些患者的生存时间，但很多患者对它没有反应，而且它的副作用比较厉害，看起来不像是一个革命性的药物。直到 2013 年，真正让世界兴奋的免疫药物终于横空出世！施贵宝的欧狄沃（Opdivo）和默沙东的可瑞达（Keytruda）先后发布了令人震惊的临床效果：在癌症已经转移，并且所有已有治疗方案都失效的黑色素瘤晚期患者身上，这两个药物让 60% 以上的患者肿瘤缩小乃至消失了超过 2 年！要知道，这些患者平时的生存时间只能以周计算。以前任何一个有效的化疗药物或者靶向药物的治疗目标都是延长几个月的生存时间，而现在免疫药物让 60% 以上的患者活了超过 2 年！

这就是第三次革命！

不只有这两个明星药物，中国还有多个国产和进口的免疫药物上市，用于治疗黑色素瘤、肺癌、膀胱癌、霍奇金淋巴瘤、肝癌、胃癌等多种类型癌症，为无数患者带来了新的希望。同时，还有高达上百种各式各样的免疫药物正在进行上千个临床试验，几乎覆盖所有癌症类型。每时每刻，都可能出现让人欣喜的结果，衷心希望能尽快把它们用到更多的癌症患者身上。现在政府和各大药厂纷纷从观望转变为全身心投入免疫治疗研究，在更多的人力、物力和政策支持下，我们有理由对找到更多、更好的免疫治疗药物保持乐观。

整个世界都在拭目以待。

# 负负得正，免疫检验点抑制剂

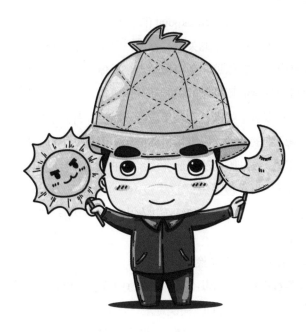

随着癌症治疗方法的革命，在过去几年，很多患者和家属都学到了一个新词"靶向治疗"。最近，大家肯定又会学到一个新词"免疫检验点抑制剂"。这类药物就是目前最火爆的癌症免疫疗法中使用的药物。比起很多化疗药物和靶向药物，免疫检验点抑制剂毒副作用更小，是很多患者的福音。由于它们目前在临床上显示出的高效和低毒性，相信未来 10 年，"手术 + 放疗 + 化疗 + 免疫检验点抑制剂"或者"手术 + 放疗 + 靶向药物 + 免疫检验点抑制剂"将成为多数肿瘤的主流治疗方式。

什么是"免疫检验点"？它和癌症有什么关系？为什么"免疫检验点抑制剂"能治疗甚至治愈晚期癌症？

免疫检验点是英文 immune checkpoint 的主流翻译。对大众来说，免疫检验点可以简单地理解成一个免疫反应的关卡，就像公路检查站一样，告诉免疫系统应该继续攻击目标还是应该下班休息。免疫检验点是人体自然存在的控制免疫反应的重要临界点，同时有很多激活和抑制的机制在这里进行较量。如果最终激活机制占了上风，通过免疫检验点这个关卡，免疫反应就被激活，开始活跃地进行各种清除病原体或者自身变异细胞的活动，以维持机体健康。但是如果抑制机制占了上风，免疫反应就不会被激发。癌细胞为了躲避免疫系统的攻击，会使用各种方法使免疫反应在检验点被控制，告诉免疫系统："这里没事，都是自己人，大家回去睡觉吧！"这种调控免疫检验点的能力并不是癌细胞进化出的特有功能，只是被它窃取并放大了人体的一个正常功能。

为什么人体会进化出免疫检验点？

当然不是来等着被癌细胞利用，而是因为免疫检验点对正常身体功能至关重要。免疫检验点可以阻止免疫细胞错误地攻击不该攻击的人体自身细胞。如果你读过网络爱情小说《第一次亲密接触》，应该会对夺走了"轻舞飞扬"的生命和无数宅男幻想的系统性红斑狼疮有深刻印象。系统性红斑狼疮属于自身免疫疾病，主要出现在 15~40 岁的年轻女性身上，是一类严重而且目前没有根治药物的疾病。它们发生的根本原因就是患者的免疫细胞疯狂攻击自身组织，引起皮肤等组织的过度炎症，同时杀死很多不应该清除的功能细胞。幸运的是，这类疾病在人群中很少见，其主要原因就是免疫检验点的存在。如果通过基因工程把控制免疫检验点的基因从小老鼠上去除，小老鼠就会得像系统性红斑狼疮一样的自身免疫疾病。

中国文化讲究阴阳平衡，这点用在生物学特别有道理。生物体的所有系统都是一个通过复杂正反馈和负反馈形成的平衡。很多正信号和副信号一起作用，来保证免疫系统处在理想的活性水平。免疫系统能帮助人体对抗细菌、病毒，但是过犹不及，如果被过度激活，就会开始攻击自身细胞，产生灾难性后果。如果把免疫系统比作一辆汽车，激活正信号就是油门，抑制负信号就像刹车，开车没有刹车后果肯定是悲剧的。

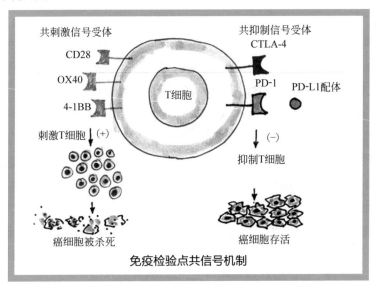

免疫检验点共信号机制

癌细胞为了避免被免疫系统清除，一般都高度启动负信号以抑制免疫反应通过免疫检验点，相当于一直把刹车踩到底，可能还同时拉起了手刹，启动电子刹车，给轮胎垫压了几个砖头，这种情况下车子肯定一动不动，所以免疫系统对癌细胞往往毫无反应、视而不见。

理解了这一点，你就会知道为什么国内前几年流行的所谓"免疫疗法"，比如 CIK 或 DC-CIK 之类效果是很差的。向患者大量输入免疫细胞，如同给汽车加油或者猛踩油门，想让汽车跑起来。听起来似乎应该是有用的，但事实上因为汽车的刹车被锁死了，任凭你加多少油，如何拼命踩油门，车都不会动的。

"免疫检验点抑制剂"就是专门松开这种刹车的一类新型抗癌药物。它们通过抑制癌症细胞对免疫系统的抑制，负负得正，因而能重新开启人体自身的免疫系统来对抗癌症。和自然进化比起来，人类智慧是无比渺小的，人自身的免疫系统比我们历史上开发出的任何抗癌药物都要强大得多。目前看来，在临床治疗上，免疫细胞杀死癌细胞的效果也显著强于任何化疗、放疗或靶向药物治疗。

虽然理论上"免疫检验点抑制剂"单独作为药物就可以杀灭癌症，临床上也有一些成功的案例，但是我认为多数时候还是需要加上放疗、化疗或者靶向药物治疗，因为这些治疗方案能快速杀死部分癌症细胞，死掉的癌细胞能进一步激活免疫细胞，相当于踩了一脚油门。一方面用免疫疗法松刹车，另一方面用化疗、放疗踩油门，这样才能全面开启免疫系统，更高速、有效地从癌症上面碾过！

现在临床上患者使用的 3 种"免疫检验点抑制剂"分别是 PD-1 抑制剂、PD-L1 抑制剂和 CTLA4 抑制剂，它们都已经在欧美发达国家上市。多个 PD-1 抑制剂和 PD-L1 抑制剂也已经在中国上市。除了这 3 个，还有很多新的抑制剂在研究或临床试验中，比如最近 LAG-3 抑制剂的一个临床试验取得了成功。从目前公布的临床试验结果来看，"免疫检验点抑制剂"对很多癌症类型，尤其是霍奇金淋巴瘤、MSI 结直肠癌、黑色素瘤、肺癌等展现了让人欣喜的结果，而且对部分癌症已经转移的患者效果也非常明显，有些本来只能存活几个月的患者，已经健康地活了 2~3 年。目前比较让人失望的是，它们单独使用对胰腺癌、胆管癌、脑瘤等预后不佳的癌种依然没有太好的作用，可能需要尝试联合用药或者合用机制不同的药物。现有的"免疫检验点抑制剂"为什么对不同癌症治疗效果非常不同是科学家们研究的主要方向之一。希望能有更多的新免疫疗法进入临床，让所有的患者都能有药可用。

是药三分毒，和任何药物一样，"免疫检验点抑制剂"也是有副作用的，虽然普遍比传统化疗和靶向治疗要轻。根据我前面讲的，你或许已经猜到了，"免疫检验点抑制剂"的主要副作用就是刹车松得太厉害，让免疫系统过于活跃，不仅攻击癌细胞，同时也开始攻击一些自身细胞，产生暂时的"自身免疫疾病"。但万幸的是，通常这些副作用都是可控、可逆的，停药后一般会消失。比起有些化疗药物甚至靶向药物的强烈副作用，比如持续腹泻、强烈厌食、骨髓抑制等，免疫疗法还是要温和多了。即便如此，还是请患者在尝试免疫药物之前一定要再咨询医生，因为确实有极少的患者可能死于免疫疗法的副作用。

在这个时代做抗癌药物研究是很幸福的，因为我们在短短几年时间之内就看到了很多能改变患者命运的新药物出现，但是大家还要一起继续努力，即使不能治愈所有癌症，如果能让癌细胞和人体长期共存，让癌症变成和糖尿病一样的慢性疾病，也算极大的成功了。

# CAR-T，治愈癌症新武器

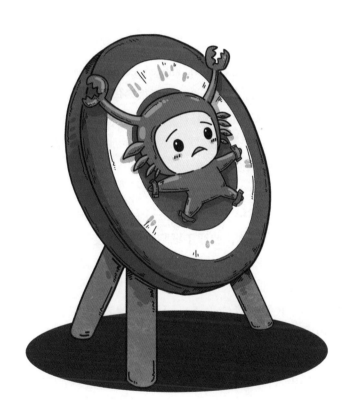

2014 年 6 月，只有 19 名员工的 KITE 生物技术公司在美国纳斯达克上市，一天之内狂揽 1.3 亿美元！仅仅过了两个月，同样不到 20 人的 JUNO 生物技术公司对外宣布，成功地一次性融资 1.3 亿美元，这样 JUNO 一年之内已经融资超过 3 亿美元！

这两个小公司没有任何收入，没有一个上市的药物，凭什么如此受投资人的欢迎，而纷纷向它们送钱？因为它们掌握了一项技术，一项叫 CAR-T 的技术，一项也许能治愈某些癌症的技术。

## 什么是 CAR-T？

CAR-T 免疫疗法，全称是 chimeric antigen receptor T-cell immunotherapy，即嵌合抗原受体 T 细胞免疫疗法。这是一个出现了很多年，但是近几年才被改良使用到临床上的新型细胞疗法。和其他免疫疗法类似，它的基本原理就是利用患者自身的免疫细胞来清除癌细胞，但是不同的是，这是一种细胞疗法，而不是一种药。

CAR-T 免疫疗法简单来说分为 5 步：

（1）从癌症患者自己身上分离免疫 T 细胞。

（2）利用基因工程技术给 T 细胞加入一个能识别肿瘤细胞，并且同时激活 T 细胞杀死肿瘤细胞的嵌合抗体，普通 T 细胞立马华丽变身为高大上的 CAR-T。它不再是一个普通的 T 细胞，它是一个带着 GPS[①] 导航，随时准备找到癌细胞，并发动自杀性袭击，与之同归于尽的"恐怖分子" T 细胞！

（3）体外培养，大量扩增 CAR-T，一般一个患者需要几十亿，乃至上百亿个 CAR-T，往往患者体形越大，需要的细胞越多。

（4）把扩增好的 CAR-T 输回患者体内。

（5）严密监护患者，尤其是控制前几天身体的剧烈反应（原因后面会解释），然后就搞定收工。

当然这是非常简单化的说法，事实上 CAR-T 免疫疗法每一步都有很多的问题，技术门槛非常高，这也是为什么掌握了这些技术的小公司如此受大家追捧。

---

① GPS: global positioning system. 全球定位系统。

以往开发抗癌药物，包括最新的靶向药物，成功的目标都是"延长患者寿命""提高患者生活质量""把癌症控制成像糖尿病一样的慢性疾病"，描述抗癌药物有效性的指标是"1 年存活率""5 年存活率"等。比如我前面提到的抗癌药第二次革命的领军代表格列卫（Gleevec），它让 *BCR-ABL* 突变慢性白血病患者"5 年存活率"从 30% 一跃提升到了 89%。这是一个惊人的数字和进步。但是大家也要注意到，这并不是说 89% 的患者被治愈了，只是说 89% 的患者活了超过 5 年。我前面没有告诉你的是这 5 年中这 89% 的患者不少还能检测到癌细胞，只是被控制住了没有暴发，我也没有告诉你很多患者停药以后，癌症又会复发。因此，在以往，药厂、政府、医生，没有任何人会不切实际地提出把"治愈癌症"作为目标。

## 直到 CAR-T 出现！

最早接受 CAR-T 治疗的是 30 位白血病患者。他们并不是普通的白血病患者，而是已经尝试了各种可能的治疗方法，包括化疗、靶向治疗，其中 15 位甚至进行了骨髓移植，但是不幸都失败了。通常情况下，他们的生存时间不可能超过半年。按中国的说法，死马当活马医，于是他们成了第一批吃 CAR-T 这个螃蟹的人。

结果这批吃螃蟹的人震惊了世界：27 位患者的癌细胞在治疗后完全消失！20 位患者在半年以后复查，体内仍然没有发现任何癌细胞！最开始治疗的一个小女孩，现在已经存活 8 年多了，复查体内仍然没有任何癌细胞！这个小女孩就是前文提到的爱米莉·怀特海德，非常活泼、漂亮，已经成了 CAR-T 疗法代言人，她开设有专门网站介绍和癌症抗争的点点滴滴：http://emilywhitehead.com/。

如果世界有奇迹，这就是奇迹。你能想象这个小女孩的父母，亲眼看着她在死亡的边缘被救回，恢复到完全健康的、活蹦乱跳的样子，心情是什么样的吗？我们太需要这样的惊喜与奇迹，来鼓舞无数人迎难而上，继续和癌症作斗争。

## 我们真的治愈癌症了吗？！

由于 CAR-T 在临床使用才几年时间，它是不是能彻底治愈癌症，现在下结论还为时太早，但是至少它的早期成功是毋庸置疑、前无来者的。我们应该耐心等待，并继续改良这个技术，绝对有理由继续期待 CAR-T 带来更多的好消息。

CAR-T 也不是完美的，患者接受 CAR-T 疗法有一个巨大的临床风险：细胞因子风暴，也叫细胞因子释放综合征。产生的原因是 T 细胞在杀死其他细胞比如细菌、病毒的时候，会释放很多蛋白，叫细胞因子，它们的作用是激活更多的免疫细胞来一起对抗这些病原体，这种正反馈机制保证了对病原体的快速清除。这在临床上就是炎症反应，平时我们扁桃体发炎就和这个有关。由于 CAR-T 杀癌细胞实在是太快太有效了，于是瞬间在局部产生超大量的细胞因子，引起惊人的免疫反应，这就是细胞因子风暴。临床表现就是患者超高烧不退，如果控制不好，很有可能就救不过来了。这就是为什么我说 CAR-T 的最后一步是严密监护患者，这其实非常关键。

由于没有准备，早期接受 CAR-T 疗法的几个患者都曾经高烧到长时间昏迷不醒，幸好后来使用抗炎药物都控制住了。如果当时有患者死亡，可能 CAR-T 疗法就要拖后好多年才能面世了。当然我们现在临床上经验已经丰富了很多，对细胞因子风暴有了提前准备，对于它带来的风险也都完全可以控制住了。

CAR-T 目前在部分白血病、淋巴癌、多发性骨髓瘤的治疗中效果非常好，在实体瘤治疗方面的进展相对缓慢，但近两年开始慢慢看到希望，无论是脑瘤还是胃癌都出现了积极的案例。整个科研界、制药界和医学界都在密切关注，也投入了大量人力、财力，希望能有更多的好消息。

# 谋财害命，警惕骗人的免疫疗法

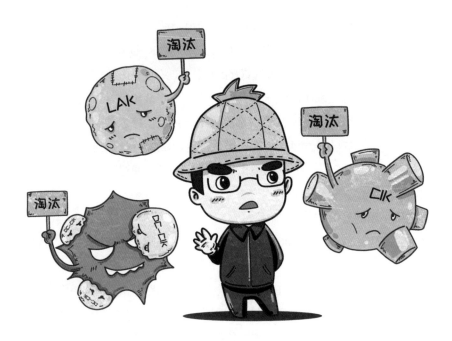

前面介绍了"癌症免疫治疗"的最新进展，这是很令人兴奋的。经常有朋友问我：我亲人在国内曾经接受了免疫治疗，为什么没有效果呢？更出名的是2016年"魏则西事件"中，大学生魏则西也接受了莆田系医院的"免疫疗法"，结果一点儿用都没有，人财两空。去世前，他在知乎上留下了著名的文章《人性最大的"恶"是什么？》。为什么这些国内的"免疫疗法"如此没用？主要是此"免疫疗法"根本不是我们前面说的"免疫疗法"。

有3个事实：①国内曾经广泛使用，包括魏则西用的"免疫疗法"（主要是DC-CIK细胞疗法）和最近临床上证明有效的"免疫疗法"不是一种东西；②"DC-CIK细胞疗法"是在炒欧美十多年前的冷饭，这种疗法在欧美临床试验失败后，已经被淘汰了；③国内名目繁多的"免疫疗法"没有经过严格的临床试验。

我来解释一下为什么在国内流行的CIK或DC-CIK细胞疗法没有效果。

"癌症免疫疗法"是一个特别模糊的词汇。广义地说，任何通过调节免疫系统来攻击癌细胞的方法都可以归于这一类，比如100多年前尝试用病毒或者细菌来激活免疫系统治疗癌症，现在看来都应该属于免疫治疗。狭义地来讲，现在常说的"免疫疗法"主要分为两类：第一类是细胞疗法，就是通过直接向患者输入激活的免疫细胞来治疗癌症；第二类是干预疗法，就是通过药物或者疫苗来激活患者体内的免疫细胞来治疗癌症。

国内现在用的是第一类：细胞疗法。

免疫细胞疗法从20世纪80年代开始在美国进入临床试验，到目前至少经历了5代：

第一代叫LAK细胞疗法，LAK中文全称是"淋巴因子激活的杀伤细胞"。它的基本原理是从患者外周血中提取细胞，然后在体外用人"白细胞介素-2"（IL-2）来诱导产生有杀死细胞作用的"杀伤性免疫细胞"（注意并不是特异杀死癌细胞），最后把这些"杀伤性免疫细胞"输回患者体内。20多年前有报道开始说LAK有一定效果，但是副作用比较强，后来的大规模临床试验证明了LAK无效，因此被淘汰。

第二代就是CIK细胞疗法，CIK中文全称是"细胞因子激活的杀伤细胞"，看名字就知道它其实和LAK非常像。它也是从患者或者患者亲属外周血中提取免疫细胞，体外激活以后输给癌症患者。最主要的区别是体外激活细胞的时候除了用人"白细胞介素-2"，还加上了一些别的因子。和 LAK 比，理论上 CIK 得到的"杀伤性免疫细胞"更多更强。但目前为止，没有任何大规模临床试验证明 CIK 抗癌有效。

第三代是 DC-CIK 细胞疗法，全称是"树突状细胞-细胞因子激活的杀伤细胞"混合疗法。它和 CIK 相比，除了往患者体内输入"杀伤性免疫细胞"，还同时输入一种叫"树突状细胞"的东西。树突状细胞因为长得像树杈而得名，是免疫系统很重要的一部分。树突细胞并不直接杀死细胞，它的作用是告诉别的免疫细胞去杀什么细胞，有点像带警察抓犯人的警犬。在 DC-CIK 疗法中，树突状细胞会先和肿瘤细胞混合一下，算是"闻闻味道"，然后在体外把这种树突状细胞和"杀伤性免疫细胞"一起输回患者体内，理论上杀死癌症细胞的能力应该更强。可惜到目前为止，和 CIK 一样，没有大规模临床试验证明 DC-CIK 对抗癌症有效。

第四代是我前面专门讲过的 CAR-T 细胞疗法，全称"嵌合抗原受体 T 细胞免疫疗法"。对白血病、淋巴癌、多发性骨髓瘤的临床试验结果看起来让人十分振奋，其在美国已经上市，在中国也于 2021 年 6 月获批上市。具体原理和操作请看前面的文章，这里就不详细讲了。

第五代是更新的免疫细胞疗法，包括基因编辑的 CAR-T 疗法，基于非 T 细胞（比如自然杀伤 NK 细胞、巨噬细胞等）的免疫疗法。

魏则西事件前，在中国一直流行的是第二代的 CIK 疗法和第三代的 DC-CIK 疗法，这些都是 10 多年前就开始在欧美尝试然后被放弃的，目前为止没有任何大规模临床试验证明其有效。大家去查询权威的临床试验数据库，会发现目前登记在案的，仍在进行的 CIK 相关的临床试验几乎全部在中国！这正常吗？！

CIK 或者 DC-CIK 疗法并不是来自中国的发明，美国人最早尝试了很多年，但是区别在于美国临床试验失败后没法上市就只能放弃了。

科学上讲为什么 CIK 疗法效果不佳呢？

两个主要原因：一个是靶向性不明，另一个是癌症的免疫抑制。

CIK 疗法的本质都是向患者输入大量的免疫细胞，并希望它们能够杀死癌细胞。但是这有一个很大的问题：靶向性不明。

杀伤性免疫细胞的作用是很广的，它们要杀细菌、杀病毒、杀各种各样出了问题的细胞，总之，绝大多数都不是用来杀癌细胞的。因此，虽然 CIK 或 DC-

CIK 疗法给患者输入了大量的免疫细胞，但其中真正能对肿瘤细胞起作用的微乎其微，效果自然很有限。这就像我们想装修房子，请来了 100 个工人，结果 99 个都是专业技校毕业开挖掘机的，技术水平高是高，但是不对路，没用！

第三代 DC-CIK 疗法的出现在一定程度上就是为了增加 CIK 疗法的靶向性：希望通过树突状细胞的指引，让免疫细胞更有效地杀死癌细胞。但不幸的是，临床上 DC-CIK 疗法看来效果也是很有限，因为它也无法突破 CIK 疗法的第二个瓶颈：癌症的免疫抑制。

绝大多数癌症细胞在刚出现的时候就会被免疫系统识别并清除，彻底"扼杀在襁褓中"，这就是身体对癌症的免疫监控。这非常重要，要不然人类得癌症的岁数可能得提前几十年了。但是突然有一天进化出了一个癌细胞，它很好地伪装了自己，告诉免疫系统："自己人！别开枪！"这样的癌细胞逃脱了免疫监控，才能形成癌症。因此所有临床上的癌症都进化出了一套避开免疫系统识别的办法，这就是癌症的"免疫抑制"。有了"免疫抑制"，无论你输入多少免疫细胞，它们都无法识别癌细胞，也就没用了。

由于以上两个主要原因，靶向不明加上癌症对免疫系统的抑制，导致 CIK 或者 DC-CIK 对患者无效。

最近几年，临床上证明有效的两类免疫治疗手段恰恰是针对这两个因素开发的：第一类是 CAR-T 疗法，它解决了第一个靶向问题，直接让免疫细胞像导弹一样打向癌细胞；第二类是免疫治疗药物（"免疫检验点抑制剂"），它专门阻断癌症细胞的免疫抑制，因此解决了第二个问题。

CIK、DC-CIK 并不是伪科学，但是很多临床试验已经证明它们单独使用无效，现在我们也慢慢知道了原因。从科学理论上来说，CIK 或 DC-CIK 和阻止癌症免疫抑制的药物（比如 PD-1 抑制剂）结合应该会有更好的效果。最近查询临床试验数据库，发现中国已经开展了几个 CIK 细胞疗法 +PD-1 免疫疗法联合使用的临床试验，期待试验结果，希望有好消息。沉迷于用无效的"免疫治疗"来创收是很糟糕的，治愈哪怕一位癌症患者带来的成就感和社会价值岂是金钱可比。

# 癌症疫苗，离我们还有多远

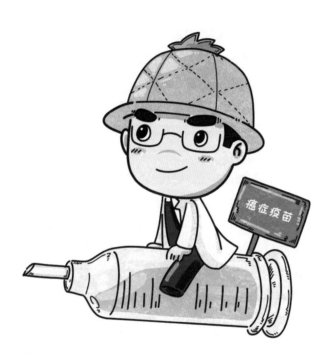

从婴儿出生开始，每个人都会接种一系列的疫苗，水痘疫苗、乙肝疫苗、肺结核疫苗、小儿麻痹疫苗、脑膜炎疫苗等。这些曾经很恐怖、病死率极高的疾病，因为疫苗的出现而变得不再可怕。

我和很多人一样，都有一个梦想：每个婴儿出生后就能接种"癌症疫苗"，从此家人不再担忧。

这有可能吗？

要回答这个问题，先得讲讲什么是疫苗。

疫苗之所以有效，是因为它利用的是人体免疫细胞的记忆功能：就像圣斗士不会被同一招数击倒两次一样，人通常情况下不会被同一种病毒或者细菌击倒两次。

很多人小时候都出过水痘，这是由水痘－带状疱疹病毒引起的急性疾病，症状是发烧、起疹子。但所有人都知道，一旦出了水痘，烧一退，这一辈子都不会再得水痘了。为什么呢？因为免疫系统记住了病毒，以后见一次杀一次。

人第一次被水痘病毒感染后，免疫系统没什么反应，因为没见过啊！所以病毒得以在体内大量繁殖，等免疫系统发现的时候，病毒已经很多，势力很强大了。没办法，这个时候免疫系统只好和病毒展开了大规模、全方位、立体式战争。发烧、起疹子等症状就是这两军斗争的过程。最后当然是免疫系统胜利，成功清除了病毒。但大自然的巧妙设计不仅如此：免疫系统在战争过程中同时牢牢记住了这种病毒的样貌特性，一旦有任何水痘－带状疱疹病毒再次侵入人体，免疫系统就会迅速应答，把它扼杀在萌芽中，因此人一辈子都不会再得水痘了。第一次得水痘的过程，就是人获得对水痘－带状疱疹病毒终身免疫的过程。

当然，没人希望各种病都得一遍再终身免疫，受罪不说，有些病还是致命的，没有第二次机会。所以科学家发明了疫苗。疫苗通常是失活的病原体（病毒或者细菌）。疫苗不致病，但长得和真正的病原体几乎一模一样，有点像一个模型。这种模型足以引起免疫反应，所以小孩子接种疫苗后经常发烧。而且关键是疫苗也会引发免疫记忆，因此等真的病原体出现的时候，免疫系统会迅速进行识别并清除，就如同得过这种病一样。

因此，能否开发出有效的癌症疫苗，关键在于能不能找到某些方面和癌细胞很像，能引起免疫反应和免疫记忆，但是又不导致癌症的"癌细胞类似物"。

首先可以肯定的是，不会有"广谱癌症疫苗"，也就是说不会有一种疫苗能预防所有癌症。因为如我之前所说，癌症实际是几百种乃至上千种疾病的集合体，每种癌症都不一样，不可能有一种疫苗能预防所有的癌症，就像不可能有一种疫苗能预防所有病毒感染一样。每个癌症疫苗必然只能针对某一类癌症或者某一种基因突变。

现在美国有 3 种上市的癌症疫苗。按照接种疫苗的时间是在得癌症前还是得癌症后，癌症疫苗分两种，一种是"预防性疫苗"（接种以后能防止癌症发生），另一种是"治疗性疫苗"（在癌症发生后，用于防止癌症进一步发展和复发）。现在批准的 3 种疫苗中有 2 种是预防性疫苗，分别是预防肝癌的乙肝病毒疫苗（80%的原发性肝癌由乙肝病毒导致）和预防宫颈癌的人乳头瘤病毒疫苗（几乎 100%的宫颈癌都是人乳头瘤病毒导致的）。这两个疫苗很有效，但其实严格来说应该算是病毒疫苗，而不是我们想象的癌症疫苗，只是因为这两种病毒和癌症关系非常密切，所以被冠以"癌症疫苗"的称谓，也算是炒作概念吧！

第 3 种疫苗，是第一个 FDA 批准的真正意义上的癌症疫苗：针对前列腺癌的"治疗性疫苗"Provenge。但这个疫苗虽然顶着光环被 FDA 批准，效果却不是很理想：患者接种疫苗后平均存活时间只延长了 4 个月。加上最近出现了治疗前列腺癌的几个革命性特效新药，包括 Zytiga 和 Xtandi，使用 Provenge 的患者大幅减少，生产它的公司（Dendreon）后来宣布破产。当年无数光环，今日黯然出局，不禁让人扼腕兴嗟。有趣的是，这个产品 2017 年被中国公司以 8.19 亿美元的价格收购，2020 年 11 月刚在上海开展了首例患者治疗。不知道效果如何，产品能不能在中国焕发第二春。除去被批准的 3 种疫苗，现在美国还有上百种各式各样的癌症疫苗在临床试验中，和 Provenge 类似，它们都用某一种癌细胞类似物（很复杂，这里不多说）来引起免疫反应和免疫记忆。最近很热的一个疫苗，是一种叫 GP2 疫苗的新型乳腺癌疫苗。它能激发人体内针对 HER2 蛋白的免疫反应。HER2 是一些乳腺癌细胞特别高表达的一种致癌蛋白。在 2020 年底公布的 2 期临床试验结果中，它让手术后的一批适用这个疫苗的乳腺癌患者，5 年的无疾病生存率（disease free suvival, DFS）达到了创纪录的 100%！也就是没有患者复发。对照组的这个数据为 89.4%，虽然也不错，但显然和 100% 有差距。虽然这还不是 3 期的大型研究，但这样的数据确实证明了新型疫苗的潜力。我们非常期待后续研究能进一步验证这个结果，给患者带来福音。

有意思的是，由于以往癌症疫苗成功率极低，风险巨大，癌症疫苗的研发目前几乎全是小生物技术公司在进行，多数大药厂都还处于观望状态。但是我相信和最新的免疫疗法新药一起使用，会极大增加某些癌症疫苗的效果，大药厂已经有动作重新介入这个领域。

目前几乎所有临床试验的癌症疫苗都是"治疗性疫苗"，用于癌症发生以后防止癌症复发。但是很显然，和传统疫苗一样，预防性疫苗才应该是我们的终极目标。除去与病毒相关的疫苗，以后是否会有婴儿就能接种的预防性癌症疫苗？

目前临床试验上肯定还没有，我也没有听说哪个公司有这个狂热的想法，但我没有水晶球来预知未来。从纯科学角度来讲，随着我们对肿瘤基因组和免疫系统工作原理理解的增加，开发针对某些癌症或某些突变的预防性癌症疫苗还是可能的。但预防性癌症疫苗的开发面临一个很现实的困难：如何做预防性癌症疫苗的临床试验？多数癌症的发病人群在 50 岁以上，如果婴儿接种疫苗，那就要求做一个长达 50 年以上的临床试验，才能验证疫苗是不是有效果！这显然是不现实的。针对这个难题至少有 3 条路可走：开发早期检测疫苗效果的方法；推迟接种癌症疫苗的时间，癌症 50 岁以后才高发，也许可以 40 岁或 45 岁才接种疫苗；开发针对青少年或者年轻人常发癌症的疫苗，比如某些淋巴癌和脑瘤。

总之，随着癌症免疫疗法的发展，癌症疫苗领域应该会出现一些令人鼓舞的新星，即便只有治疗性疫苗，如果它们能有效防止癌症扩散和复发，也将是临床治疗上革命性的突破。

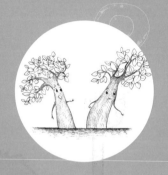

# 那些坊间关于癌症的传言

关于癌症的传言比癌症本身更可怕，它不仅给大家带来莫名的压力，而且可能耽误治疗。在这里，我和大家一起看看关于癌症最常见的一些传言，告诉你哪些靠谱，哪些不靠谱，以及每一个传言背后的科学和伪科学。

# 个子高的人更容易患癌症？

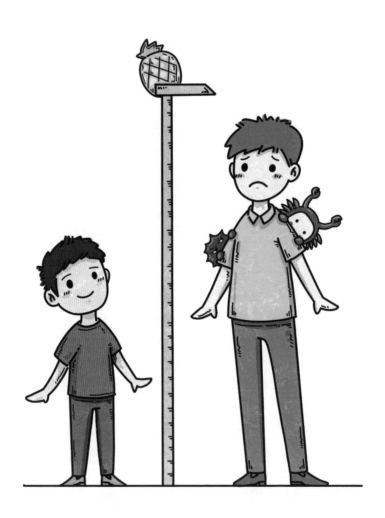

癌症的风险因素有很多，但有一个很多人都不知道的事实，**那就是无论男女，长得越高，患癌概率就越大！**

一般而言，**成人身高每增加 10cm，患癌概率会增加 11%~18%**。我仿佛看到了南方人在欢呼，而北方人在瑟瑟发抖。作为四川人里个了比较高的品种，我本来一直还挺得意，看到这些数据后就尴尬地沉默了……如果你个子小，从小到大都一直抱怨爸妈没给你大长腿，那现在应该可以释怀了，而且要感谢他们给了你更加防癌的体质。上帝是公平的，拥有大长腿是要付出代价的。

从 20 世纪 80 年代开始，就有文献陆续报道身高和患癌风险的关系。几乎所有研究的结果都是一样的：**身高越高，风险越大！**无论国家，无论人种，无论男女，都是如此。

比如，对瑞典 550 万人，最长超过 50 年的研究发现，无论男女，身高每增加 10cm，风险都增加 10% 以上。

2011 年，《柳叶刀·肿瘤学》上发表了英国著名的"百万女性研究项目"结果。

通过对英国 100 多万女性，平均 10 年的跟踪研究，科学家发现身高增长和患癌风险简直是线性关系。

平均而言，**英国女性身高每增加 10cm，患癌症的概率增加 16%**。

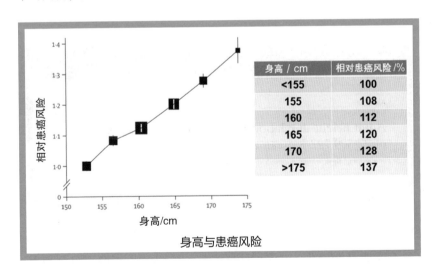

| 身高 / cm | 相对患癌风险 /% |
|---|---|
| <155 | 100 |
| 155 | 108 |
| 160 | 112 |
| 165 | 120 |
| 170 | 128 |
| >175 | 137 |

身高与患癌风险

英国最高的一组女性（平均身高 174cm），患癌风险比最矮的一组（平均153cm）高出了 37%！并不是某一种癌症风险增高，而是**几乎所有癌症类型风险，都随着身高增加而增高。**

这次研究中一共比较了 17 种女性的癌症类型，有 15 种常见癌症发病率都增加了，其中风险增加最多的包括乳腺癌（增加 17%）、结直肠癌（增加 25%）、白血病（增加 26%）、肾癌（增加 29%）等。看到这个数据，有人提出了一个很重要的问题：**有没有可能长得高的女性生活方式和别人不同，才导致她们更容易得癌症呢？**

比如，会不会是因为个子高的女性活得更久？或者个子高的女性更不喜欢运动？或者个子高的女性更容易超重？等等。

都不是！这项研究仔细排查了各种因素，包括年龄、地域、经济情况、喝酒、体重、锻炼，甚至出生体重，发现它们都无法解释身高带来的患癌风险区别。所以，**对于女性来说，身高是一个独立的患癌风险因素。**

不只是女性，男性身高也一样和患癌风险有关。只不过从多项研究看起来，女性身高和癌症的关系，比男性更加明显。

不只是欧洲人，东亚人也一样。

2019 年，对 2000 多万韩国人的研究也得出类似结果：无论男女，身高越高，患癌风险越高。

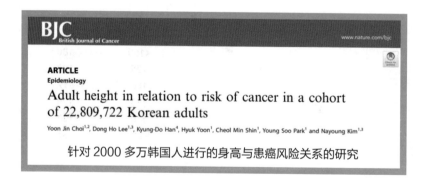

针对 2000 多万韩国人进行的身高与患癌风险关系的研究

身高和癌症的关系，不仅体现在个子高的人更容易得癌症，而且反过来也是对的：**个子特别矮的人，似乎天然能防癌。**世界上最极端的案例，来自遥远的南美。在山的那边，海的那边，有一群"小矮人"。他们生活在南美厄瓜多尔南部山区中，平均身高只有 1.2m。他们不是蓝精灵，而是拉伦侏儒症患者，这是一种由于生长激素受体基因突变导致的罕见病。封闭环境带来的近亲结婚，让这里一代代都是侏儒。

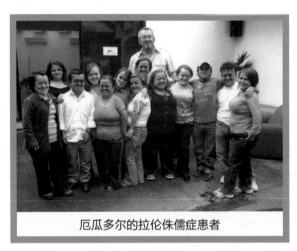

厄瓜多尔的拉伦侏儒症患者

　　站在科学的角度，各种罕见病是研究人体基因功能的宝贵机会。所以自 1966 年科学家发现这群人后，就非常感兴趣，一直跟踪做了多年的科研。对于这群人的研究，最意外的发现之一，**就是他们几乎不得癌症，也不得糖尿病！事实上，现代社会的多种常见慢性病，在这里都很少**。俗话说得好，上帝关上门的时候，总会打开一扇窗。矮一点，看来并非一无是处。从目前数据来看，个子高的人患癌风险更高，个子矮的患癌风险更低是客观事实。但到底为什么身高和癌症风险有关系呢？

　　科学家们并不完全清楚，**但有 3 个主流猜想**。有人说，个子高的人细胞数量更多，所以出现某个细胞癌变的概率就大。有人说，长得高的人基因不同，体内激素更多，能刺激细胞分裂和生长，所以更容易患癌。有人说，长得矮的人更不容易得癌症，可能是因为饮食习惯不同，热量摄入更少。而在动物身上的研究发现，长期吃七分饱，能降低癌变风险。在我看来，这些解释都有些道理，或许都有关系。

　　癌症发生有各种各样的风险因素，有的自己能控制，有的没法控制。年龄、遗传基因、身高，都属于目前基本不能控制的因素。我们决定不了自己的出身，也无法阻止自己越来越老。

高个子的人是不是就应该绝望呢？当然不是！

因为虽然个子高确实会增加一些风险，但对真正癌症发生的贡献，其实是非常有限的。**其他一些更加严重，同时可以规避的致癌风险，才是大家生活中真正需要注意的。**

以女性乳腺癌为例。

前面说了，身高每增加 10cm，会增加 17% 风险。但每天喝一杯红酒（150mL），就会增加 20% 风险。如果重度肥胖，更是会增加 40% 的风险。据统计，**中国约 50% 的癌症都是可控因素导致的，尤其是各种不健康的生活习惯，包括抽烟、缺乏锻炼、体重超标等。**这些都比"长得高一点"危险得多。

- **行为因素（5 种）**

吸烟、饮酒、嚼槟榔，缺乏锻炼、不规律休息

- **饮食因素（7 种）**

摄入不足：水果、蔬菜、膳食纤维、钙

摄入过多：红肉、加工肉类制品、腌菜

- **代谢因素（2 种）**

体重超标、糖尿病

- **环境因素（4 种）**

二手烟、室外 PM2.5 污染、室内空气污染，紫外线辐射

- **感染因素（8 种）**

幽门螺杆菌、乙型肝炎病毒（HBV）、丙型肝炎病毒（HCV）、艾滋病病毒（HIV）、EB 病毒（EBV）、人乳头瘤病毒（HPV）、华支睾吸虫、人类疱疹病毒 8 型（HHV-8）

所以，即使你个子很高，也不用恐慌。

做到戒烟、少酒、多锻炼，均衡饮食，多吃新鲜蔬果等，就是对自己最好的保护。一个猛抽烟的武大郎，得癌症的可能性，远远高于不抽烟的武松。

# 经常熬夜，会不会致癌？

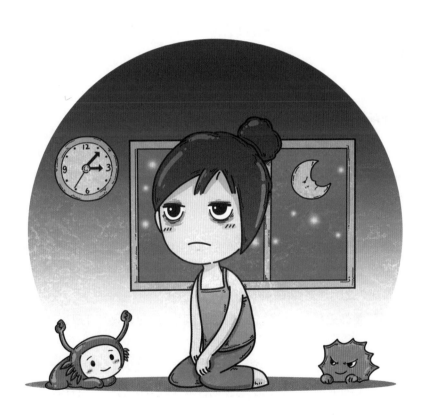

## 生物钟和诺贝尔奖

2018 年，诺贝尔生理学或医学奖颁给了 3 位美国科学家，因为他们发现了**控制生物钟的分子机制**。这个诺贝尔奖绝对实至名归！

包括人类在内，生命体都有一个内部的生物钟，来让他们适应地球自转和昼夜变换。植物光合作用，动物吃喝拉撒睡，无一不受到生物钟的调控。如果你有个晚上不好好睡觉的娃，肯定充分理解有个稳定的生物钟是多么重要。生物钟和疾病也有密切的关系。大量研究发现，如果长期生物钟紊乱，会带来很多慢性病，包括癌症、肥胖、糖尿病、高血压等！**长期熬夜，不规律作息确实是致癌风险因素！**

## 破坏细胞生物钟节律造成癌症

关于生物钟和癌症的话题，我还真有点一手经验，因为我在美国的时候，曾经参与过一项研究，证明了**控制生物钟的重要基因，同时也在细胞生长和癌变过程中起到关键作用。**

合作者拉弥亚（Lamia）教授是研究生物钟基因的专家。几年前，她的团队把正常细胞里 *CRY2* 基因去掉后，意外发现不仅细胞生物钟紊乱了，而且细胞越长越快，久而久之，居然变成癌细胞了！

她本身不是做癌症研究的，于是找到了我。经过近两年的工作，我们最终发现：

（1）生物是一个有机整体，控制生物钟的基因也协调着细胞生长。

（2）和正常细胞相比，癌细胞的生物钟通常是紊乱的。无独有偶，麻省理工学院的科学家几乎同时发现，无论是通过人为控制光照让老鼠不断倒时差，还是直接破坏老鼠的生物钟基因，都会显著加快肺癌进展。证据远不止如此。在这两项研究之前，已经有几十项动物实验证明，破坏昼夜节律，会加速癌症发生。

## 倒夜班和癌症风险

在动物身上，"破坏生物钟规律会致癌"这个结论是毫无争议的。

那么对于人，作息不规律，经常熬夜会增大患癌概率吗？极有可能。

2019 年，国际癌症研究机构就把"倒班 / 上夜班"（night shift work）定义为 2A 级致癌因素，也就是"很可能有致癌风险"。这和大家熟悉的红肉、滚烫饮品等因素是一个级别的。有多个大规模人群中做的研究，都发现不规律作息会增加患癌风险。其中关系最密切的是乳腺癌、前列腺癌和结直肠癌。比如，有两项大规模的研究发现经常需要倒夜班的护士，得乳腺癌的概率比普通人群更高。而另一项研究则发现，经常需要倒时差的空姐，得乳腺癌概率也有所提高。

还有研究发现，生物钟紊乱不仅增加患癌概率，还可能会让癌症更恶性，耐药性更强，患者寿命更短。总之，很不好！

咱们祖先早就知道这点。古人云："日出而作，日落而息。"

**关灯不要玩手机。**

## 生物节律因人而异

值得强调的是，"规律作息"不等于简单的"早睡早起"。网上流行的"器官定时排毒说"纯属谣言。健康作息这句话，对于每个人的含义是不同的。

每个人的生物钟节奏受到先天基因和后天环境影响，会有很大区别。如果你习惯"晚睡晚起"，或者每天只睡 5~6 小时，可能都是正常的。只要生活规律，睡眠质量高，每天精力充沛，就不用担心。这就是你的生物钟。

我们要避免的，是频繁改变生活和睡眠节奏，导致生物钟紊乱。那如果工作需要，偶尔熬夜，或者经常要越洋飞行倒时差，岂不是一定得癌症了？

当然不是。癌症发生永远是个概率问题。如果某个方面增大了一些风险，也不用恐慌，你需要做的，就是比其他人做更多降低风险的事儿。比如经常锻炼、多吃高纤维食物、按时接种 HPV 疫苗、不吃发霉粮食，等等。

幸运的是，从统计上看，生物钟紊乱增加的癌症风险并不是很大，显著低于抽烟、喝酒、吸二手烟、肥胖等。所以，如果不幸需要熬夜，请尽量戒烟控酒，坚持运动，均衡饮食，这样可以显著抵消掉熬夜带来的负面影响。很遗憾，现实中熬夜的人，往往还容易叠加别的风险因素。比如熬完夜和朋友去吃夜宵：熬夜＋抽烟＋喝酒＋烧烤＋油烟污染……全是致癌因素！

# 拼命工作会累出癌症吗?

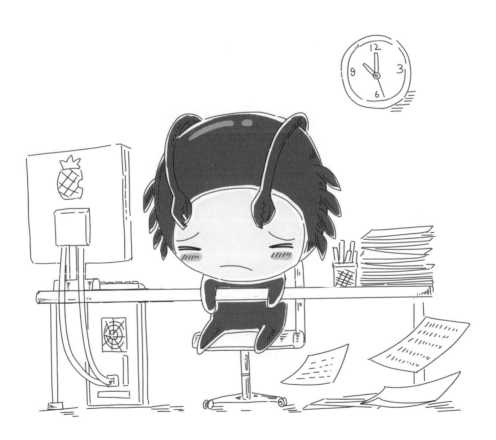

## 无聊的"鸡汤"文

2015 年年底，滴滴公司的一封内部信被公开，激起大家的热烈讨论。

总裁柳青在信中坦承自己被诊断为乳腺癌，已经完成手术，情况良好，不会影响正常生活和工作，请同事不要担心。

一时间，各种文章刷屏，很多人又学习了不少乳腺癌知识。

自己和家人健康的时候，大家总觉得癌症离自己特别远，没兴趣了解。癌症科普知识阅读人数远比不上减肥、养生、母婴等话题。唯有名人得癌症的时候是个例外，姚贝娜去世的时候乳腺癌信息刷屏，李开复康复的时候淋巴瘤信息刷屏。

大家仔细观察就会发现每次名人得癌症后刷屏文章都是同一个节奏，分为两波：第一波，癌症科普，大家开始被科学包围；第二波，各种背后故事、反思、"鸡汤"文。

但其实这些故事、反思、"鸡汤"文通常都是在消费"名人得了癌症"这个概念，里面充满了各种臆想。比如柳青这次，出现了大量文章讲她学习多么拼命，如面试 18 轮进高盛、每周工作 100 小时，就是想暗示她得癌症和拼命工作有直接关系。如果是滴滴公司的公关广告文我只能点赞，但其他人一本正经地忽悠人，我就觉得很滑稽。

最可笑的是，现在批评她工作太拼而得癌症的人，以前都怀疑她是不务正业的富二代，完全是靠她父亲柳传志。

其实，柳青得癌症就是个例，碰巧运气差一些。中国每年有两万多 40 岁以下年轻女性得乳腺癌，一点也不稀奇。

有人问我："柳青是我好朋友，请问有啥建议吗？"在了解具体信息（亚型、分期、基因型等）之前，外人真没什么能建议的，我能给出的最好建议就是"遵医嘱"。

我当时回答说："从统计意义上来说，她有极大机会战胜乳腺癌。"

这不是我灌"鸡汤"，而是基于 4 个事实：

- 乳腺癌整体 10 年生存率已经接近 90%。
- 70% 的乳腺癌是早期发现（0 期、Ⅰ期或Ⅱ期），0 期和Ⅰ期生存率是 99% 以上，Ⅱ期是 93%。从她描述的情况看，早期乳腺癌可能性很高。

- 70% 的乳腺癌是雌激素受体（ER）阳性亚型，如果柳青属于这类，那更要庆幸，因为这是最好治的一类，早期发现的话，用内分泌疗法＋化疗可以达到近 98% 的 10 年生存率。
- 亚裔乳腺癌的生存率比其他人种更高。在美国，亚裔女性死于乳腺癌的比例显著低于白人、黑人、拉丁裔和印第安人。

所以纯粹拼概率的话，柳青有大约 95% 的机会能活 10 年以上，只要别去找"大师"，老实"遵医嘱"，我相信柳青康复概率极大。现在 6 年过去了，据我所知，她确实康复了。

## 真正的问题

大家真正想知道的问题是：拼命工作会累出癌症来吗？

没有任何科学依据。

不少人说，我感觉工作时间太长、人太疲劳会降低免疫力，容易得癌症。

但科学不能靠"直觉"。我搜索了权威的研究报告，比如在生物医学检索工具 Pubmed，输入 "long working hours+cancer"（长时间工作＋癌症），一共检索出来 124 篇文章，但没有任何一篇文章说明工作时间长会增加得癌症的概率。其他地方也没有发现相关研究报告。

科学的事看一个样本是没有任何意义的，得看群体统计。拼命工作的人千千万万，得癌症的有多少？

但我完全同意要照顾好身体，工作和生活要平衡，不鼓励大家长期超负荷工作，因为工作时间长确实对身体不好，但最需要担心的不是癌症，而是心血管疾病。

《柳叶刀》杂志曾发表了对 60 多万人长时间跟踪调查结果，发现每周工作时间超过 55 小时的人得脑卒中的概率比工作 40 小时的人增加 33%，患冠心病概率增加 13%。平时大家常说过劳容易猝死，现在科学研究确实证明了这一点。

所以，与其担心癌症，工作辛苦的各位更应该关心的是自己的心血管和脑血管，一旦有预兆，比如经常眩晕、心跳不规律等，千万不要忽视。

## 年轻人为何会得癌症？

我前面说过了，年轻人得癌症主要是运气不好，无论他是公司首席执行官还是路人甲。

得癌症的根本原因是机体产生了致癌基因突变，有先天和后天两大原因。80岁老年人得癌症是因为后天（环境）影响，长年累月积累的基因突变，而年幼的婴儿得癌症几乎是纯先天遗传因素所致。

年轻人得癌症介于两者之间。这部分人群中很多人有先天原因，比如由于遗传原因，比正常人更容易产生基因突变。柳青的父亲确实也坦承自己以前被诊断为肺癌，从这个角度看，柳青确实有可能先天携带癌症易感基因。

如果这样的年轻人再不巧加上一些环境因素（比如装修工长期接触劣质材料），先天＋后天，运气不好就得病了。

无论是先天，还是环境，都不是这些人的错。虽然每个年轻癌症患者都会问："为什么偏偏是我？"但除了说碰上了小概率事件，我不知道还能有什么更好的解答。怨天尤人没有用，不如把精力放在好好配合治疗上，毕竟，很多癌症已经不是绝症了，尤其是年轻人容易得的癌症。

## 偏爱年轻女性的乳腺癌

上次是姚贝娜，这次是柳青，为什么乳腺癌总是找年轻女性？

其实这是个错觉，乳腺癌仍然是老年病，只有 10% 左右的乳腺癌发生在 40岁以下女性身上。

我们之所以觉得年轻女性总得乳腺癌，是因为年轻女性不容易得其他癌症，乳腺癌是最常见的类型。

在 15~39 岁的年轻女性癌症患者中，30% 是乳腺癌。年轻男性癌症患者中最常见的是淋巴瘤，占 20% 左右，所以大家会听到柳青患乳腺癌、姚贝娜患乳腺癌、李开复患淋巴瘤、罗京患淋巴瘤这些消息。相反的，另一些癌症，比如肺癌，虽然是第一杀手，但很少在 40 岁以下的人群出现。

不幸中的万幸，乳腺癌、淋巴瘤都是相对容易治愈的癌症，如果非要选，我肯定选它们，而不是肺癌。

那有人要问：为什么我听到年轻明星得乳腺癌、淋巴瘤去世的多呢？比如姚贝娜、陈晓旭、罗京。

那是因为大量治好了的人都没告诉你呗，像柳青这种早期就发现的极少。何况从已知信息，姚贝娜和陈晓旭很快去世都与没有严格"遵医嘱"有一定关系。

大家不用太担心，得癌症和工作时间没什么关系，想用这个作为不努力工作的借口的人，可能要失望了。

## 真正的危险

我们真正需要担心的是环境污染。无论空气污染还是水污染，都是致癌因素。由于环境致癌一般需要 10 年以上（日本被投原子弹也是 10 年以后才出现辐射区癌症爆发），所以我不认为这是导致"70 后""80 后"现在得癌症的主要原因。但重度环境污染会让现在的年轻人提前得癌症，也会让一批"00 后""10 后"在40 岁之前得癌症。为了我们自己的未来、子女的未来，治理环境污染迫在眉睫。

另外，我们天天要求治理雾霾等室外污染，但其实更危险的是室内污染，很简单，室内空气不流通，因此污染物浓度更高，致癌能力更强。二手烟是最严重的室内致癌物，没有之一！

天天在室内吸烟的人，才是最大的雾霾。

# 转基因食物致癌吗？

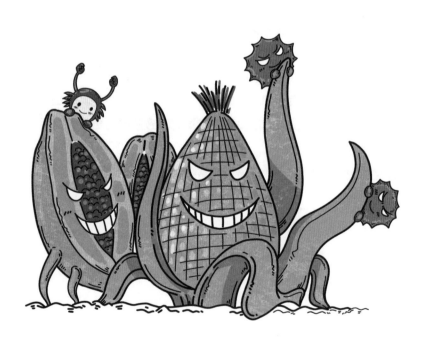

"转基因"一度在各个媒体出勤率很高，所有能"炒"的都"炒"过了，所有能"吵"也都"吵"过了。作为一个癌症生物学科学家，我负责任地说：到目前为止，没有任何一篇经得起推敲的高质量研究论文证明转基因食物能致癌。网上盛传的法国研究的大鼠吃转基因食物致癌的文章，我专业的评语是：一派胡言。这篇文章由于问题太多，已经被撤稿了。

"转基因食物完全无害"，本身就是一个在科学上无法证明的命题。即使它一直无害，但也无法预知100年后会不会有一个人因为转基因而中招。

转基因的安全问题当然值得研究。但从科学态度来讲，既然这么多年，这么多科学家想寻找转基因食物对人体有害的证据都失败了，那直到有人证明它有害之前，它就是无害的！作为长期和家人在美国吃转基因食物的科学家，我个人觉得转基因有害的可能性是微乎其微的。

有人问：科学家没事搞转基因干吗？可能性无外乎其二：一是为了省钱，二是为了赚钱。

我们这种"无聊科学家"，研究转基因农作物或者动物，无非是为了让它们在生长中产生竞争优势，要么长得壮、要么长得快、要么多结果、要么不被虫咬，归根到底，都是为了降低成本，喂饱更多人。这其实和以前袁隆平做人工选育水稻的目的是一致的，只不过随着科学家对生物科学，尤其是基因重组技术理解的增加，我们终于可以不靠天吃饭，而自己能够构造出更优良的动植物。地球人口数量还在高速增长，在2040年左右预计将达到80亿人，对食物的需求会翻一倍，如果没有转基因作物，随着土地减少，人口增加，很多人吃不饱，到时候还有人在乎转基因不转基因吗？

大家谈转基因色变，但是到底什么是转基因，我估计很多人没有真正的概念，其实转基因的本质是给细胞加入新的功能蛋白质，这些新蛋白质或许能促进生物体生长，或者能产生抗药性等，但是无论如何，它们只是蛋白质。所以我们吃转基因食物，就是吃了传统食物＋新蛋白质。那转基因食物是否致病的争论的本质就应该是新引入的蛋白质是否对人体有害。

我之所以觉得转基因有害的可能性微乎其微，是因为这种新引入的蛋白质有害的可能性微乎其微。

第一，人类还没有掌握自己创造全新功能蛋白质的能力。转基因引入的所谓新蛋白质，其实都是自然界存在的，只是我们把生物体 A 的某种优势蛋白，加入到生物体 B 中，让 B 获得这种特性。比如给牛转基因，加上人的胰岛素蛋白，这样牛奶中就可以提取胰岛素了。既然是自然界中存在的蛋白质，那么转基因蛋白就没有理由比正常蛋白更有害。

第二，所有的蛋白质都是 20 种基本氨基酸构成的，在人的胃和小肠里都会被蛋白酶分解成氨基酸而被吸收。所以无论蛋白质是什么转基因的产物，最终被人体吸收的都是那 20 种氨基酸。红烧转基因荧光双眼皮鲨鱼和红烧青藏高原纯净无污染鲤鱼，吃到肚子里都是一样的；转基因五彩玉米饭和黑土地五谷杂粮营养饭，吃到肚子里也都是一样的。

总而言之，对于转基因，现在没有证据说明它对健康有任何害处，大家大可不必谈"转"色变。我个人长期吃转基因食物，并不担忧。就食品安全来说，比转基因危险得多的是农药滥用，这才是真正会致病乃至致癌的东西。

网上有个传言说美国人自己不吃转基因食物，专门用来毒害中国人。我可以负责任地告诉你这是大谣言。我在美国生活了 10 多年，不知道吃了多少转基因的食物，大豆、玉米、土豆估计多数都是转基因的。欧洲确实对转基因控制很严，而美国基本是完全放开的。确实有不少美国民众也对转基因很恐惧，天天抗议，要政府强制要求所有食物都标明转基因和非转基因。政府很犹豫，因为这会让各种食品的生产销售过程中添加很多环节，大幅增加食品成本，对群众，尤其是低收入民众是没有任何好处的。

当然，我完全理解大家对不熟悉东西的担忧，支持大家吃自己信得过的食物。对于是否吃转基因食物，完全是个人选择，如果你真的担心转基因，又能买到且买得起确定非转基因的食品，那自然是最好。如果像我一样，没有条件也没时间去仔细鉴别每种食物是不是转基因食物，不如放轻松一点，与其天天窝在网上看转基因的新闻，不如出去跑跑步更健康。

我个人担心的是，就算有些商家给食品标上了非转基因标签，大家会相信吗？也许社会公信力的缺失才是最亟待解决的问题。

# 中医能治癌症吗？

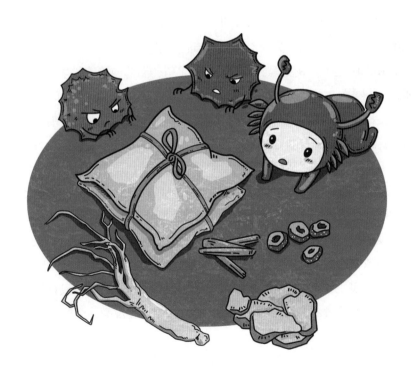

先说明一下，这可能是这本书里最不"科学"的一篇，里面充满了比较多的个人情感和个人价值观，与"科学家"身份无关。

我从小身体孱弱，中药汤吃了无数，西药也吃了很多，所以个人作为优秀小白鼠，对中医、西医都有丰富的第一手资料。扁桃体发炎的时候，有时候吃青霉素胶囊，有时候也喝板蓝根冲剂，青霉素作用来得快，板蓝根作用来得很慢，但是最后反正都好了。生活中很多小毛病都是这样，看起来吃中药确实也能好。

但是到了癌症这里，西医基本实现了垄断，从放疗、化疗、靶向治疗、骨髓移植到最近火得不行的免疫治疗，无一不是西医的理论和实践。

那么中医（中国传统医学）能治疗癌症吗？作为普通群众，我觉得答案应该是"能"，毕竟在现实中确实有不少光服中药就稳定下来的癌症患者；但是作为被科学系统"洗脑"过的科学家，我又非常犹豫，因为我并没有任何统计数据，也不知道患者"如何"或者"为什么"被中药治好了。

中医和西医之争，我觉得更多的是哲学之争，而非纯粹的科学之争。中医到底是不是"科学"，本来就是件吵得不可开交的事情。其实现在中国的中医和西医之争，更准确地应该说是传统医学和现代医学之争，因为西方以前的医学也是传统医学。欧洲曾经长期推崇体液平衡理论，他们认为人体是由红、黑、白、黄四种体液组成，生病就是四种体液不调和所致。这与中国的传统医学本质很像。

中医强调"系统"和"经验"，西医强调"对症"和"证据"。在西医系统里面，你不仅需要治好患者，而且最好还要明确知道为什么治好了，所以西药研发人员一方面开发药物，一方面拼命寻找和药效相关的"生物标记"（biomarker）。有一个能预测药效的"生物标记"是非常重要的，比如最新的抗肺癌药塞瑞替尼，只对 *ALK* 基因突变的患者才有用，在临床试验阶段和进入市场后，只有基因测序是 *ALK* 基因突变的患者才会使用塞瑞替尼，因为如果患者没有这个突变，用这个药完全无效。

中医则完全没有这个"困扰"，只要治好了患者，即使 100 个里面只治好了一两个，我们就会说中药有效。这是很多西方人不相信中医，很多中国科学家近年来对中医排斥的重要原因：中医到底是拼运气还是真科学？！

但是在癌症这件事情上，其实治愈率低不是根本问题，因为即使西方上市的抗癌药，如果不用"生物标记"而用到未经筛选的癌症患者身上，效果也是非常差的。比如塞瑞替尼如果用到所有肺癌患者身上，有效率只会有 2%~6%（因为只有 3%~8% 肺癌患者有 *ALK* 基因突变，而塞瑞替尼对 70% 左右 *ALK* 基因突变患者有效）。

事实上，以往在"生物标记"被广泛理解和应用之前，很多西方的抗癌药都过不了临床试验，因为这些试验药物对绝大多数（95% 以上）患者都没效果。现在美国的药监局正在联合各大药厂开展一个大项目：从以前失败的药物中淘金子。理由是虽然那些失败的试验药物在大规模临床试验中对多数患者都没什么效果，但如果对其中一个或者几个患者有效，而且我们能用现代新的生物检测技术知道这一个或者几个患者有什么特别之处（如基因突变、肿瘤代谢、表观基因组学之类的），也许这些"失败"的药物就能焕发第二春，被开发成只针对某类患者的"特效药"。

同样的道理，我觉得中医治疗癌症之所以被许多人质疑，是因为它对绝大多数人都没什么效果，如果用在所有癌症患者身上，可能根本过不了双盲实验。如果能把"生物标记"的概念引入中医，是否就能改变大家的观点，找到可靠的中医疗法呢？没那么简单。因为中药还有一个严重不符合西方科学观的东西：靶点是未知的！西药的"生物标记"绝大多数时候都和药物的靶点直接相关，比如塞瑞替尼直接针对的就是突变的 ALK 蛋白活性，这同时也是"生物标记"。中药就麻烦了，"调养五脏六腑""增强身体功能""促进代谢废物排出"，这类综合调理的理念在中医里司空见惯，但是在西方科学家眼中，这简直就是伪科学。

我们之所以不知道中药的靶点，是因为我们不知道中药里到底有什么，到底什么是有效成分。一堆的草药、动物尸体、动物粪便（比如夜明砂）之类的东西，谁知道里面到底什么是有效成分？别说中药了，你知道"小鸡炖蘑菇"里面什么是有效成分吗？

现在很多人尝试用现代科学的方法分离中药中的核心有效成分，可惜成功的很少，但是偶尔也有运气好的，比如大名鼎鼎的青蒿素。这种从中药青蒿中提取的化合物对治疗疟疾有奇效，在世界上救了几百万人，发现者在 2015 年获得了诺贝尔奖。我个人觉得如果中药是"单方"，提纯化合物可能还有希望，如果是"复方"，用现在的技术和理念，很难做到。不幸的是中药绝大多数都是复方。

目前，我觉得由于基础研究太少，单纯以中药取代西药来治疗癌症风险太大，成功率可能很低，且不可重复，我个人不推荐。但是一些中医中药作为手术、化疗、放疗后的身体调理方法，理论上会有优势。西医的弱点是靶点太单一，要做全面身体调理基本不可能，这个时候，也许中药反而会好一些。但这些只是理论，目前还没有一套通用的中医方案被抗癌界广泛接受。

无论大家爱国情怀如何，改变中医在抗癌界地位的最终方法还得是大规模临床试验，最好是双盲试验，让客观效果说了算。这是不变的真理，对各种医疗方法和技术都适用，无论你是东方医学还是西方医学、传统医学还是现代医学。

最后说句不科学的幻想：最近几年癌症研究领域的最大突破是临床上免疫疗法的成功，比如在皮肤癌中的效果超越了现有的所有药物，让很多只能活几个月的患者癌症彻底消失，10年都没有复发！中医中很多药强调的系统调理也许靶点是在免疫系统？如果能抓住机会，好好进行科研，也许我们真能有幸有一天在抗癌药物领域看到中国传统医药大放异彩。

# 酸性体质致癌吗？

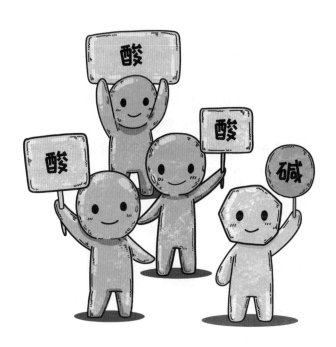

近些年来，"酸性体质"这个概念大火。按照某些"专家"的说法，酸性体质容易得各种疾病，包括癌症。大家都想知道自己是不是酸性体质，如果是的话，怎么才能调节平衡，弄得碱一点？吃咸菜有用吗？

有媒体报道称：健康人的血液是呈弱碱性的，pH 值在 7.35 ~ 7.45 之间，一般初生婴儿体液也都属于弱碱性。但环境污染、不正常生活及饮食习惯，使我们的体质逐渐转为酸性。酸性体质者常会感到身体疲乏、记忆力减退、腰酸腿痛、四肢无力、头昏、耳鸣、睡眠不实、失眠、腹泻、便秘等，85% 的痛风、高血压、癌症、高脂血症患者都具有酸性体质。因此，医学专家提出，人体的酸性化是"百病之源"。

这一段话完美地诠释了我前面说的：第一句是科学的伪科学才是优秀的伪科学！健康人的血液确实是弱碱性，pH 值在 7.4 左右，刚出生婴儿的血液 pH 值也是 7.4 左右。但是这家媒体的专业水平也就到此为止了，后面的全是伪科学。事实上，不管你是婴儿还是 90 岁老顽童，血液的酸碱度几乎一样，都是弱碱性！

人体内有 3 套系统来保证血液 pH 值是 7.4 的弱碱性：呼吸系统、泌尿系统和体液系统。如果身体酸性或碱性短暂增强，呼吸系统将会在几分钟之内就反应，加速或减缓排出二氧化碳（酸性），从而在几分钟之内就把 pH 调节回去；泌尿系统的反应会慢一点，但是也会在几天内慢慢增加或减少酸性物质进入尿液。人的尿液 pH 值正常范围是 4.6 ~ 8.0，也就是说，酸性和碱性都正常，这是一个非常强大的平衡系统。体液调节 pH 主要靠里面的各种蛋白质和缓冲离子。因为构成蛋白质的氨基酸既有酸性也有碱性，可以吸收或者释放酸性氢离子，所以蛋白质是超强大的 pH 缓冲系统。而且好消息是，我们身体中有大量的蛋白质！

在这 3 套强大酸碱调节系统的监管下，没有哪个健康人的血液是酸性的（pH<7.0），所以也就不会有酸性体质致病这种说法。事实上，如果血液 pH 到了中性（pH=7.0），还没到酸性，人就已经死了。

"酸性体质"这个伪科学其实是比较容易被揭穿的，你可以到医院询问医生：能帮我测测我身体是酸性还是碱性的吗？恐怕没人能帮你，因为全世界没有一家医院能给大家测身体的"酸碱度"，反正一测量都是 7.4。既然没有医院常规测试酸碱性体质，那"85% 的痛风、高血压、癌症、高脂血症患者都是酸性体质"这种结论是从哪里来的呢？只能是某些收了钱的"医学专家"编造的，为了卖一些所谓能"排酸"的保健品罢了。

中国正在大踏步地迈进老龄化社会，大家对医疗保健空前重视。投机商家和伪保健品专家们也看准了这个机会，借由各种"科普"的机会给大家宣扬各种莫须有的保健知识。我的一位好朋友刚回中国某顶尖大学当教授，他说不时有各种保健品企业要送他一大笔钱，换取他为某保健产品的书面支持，这样企业就可以堂而皇之地贴上"哈佛大学博士、××大学医学院教授郑重推荐"的标签，我相信这样的广告是很有迷惑性和吸引力的。我的朋友不愿意收取这种钱，但是肯定有人愿意。所以大家无论看到什么样的专家，请记住，基础研究也好，临床医学也好，任何真正的科学都是有据可查的，没有引用文献的"专家语录"都是伪科学，并不是白头发多的老头儿说话就靠谱。

"酸性体质"论者还常拿出"酸中毒"这个概念来混淆视听，忽悠大家。"酸中毒"还真是严重的临床问题，它往往是因为呼吸系统有了问题，无法正常排出二氧化碳，或者是肾脏出了问题，无法通过尿液排酸，但这只是肺部或者肾脏疾病的急性临床表现之一，与所谓的酸性体质没有任何关系。

事实上，对应"酸中毒"，临床上还有同样严重的"碱中毒"，持续呕吐、过度失去胃酸都可以引起碱中毒。甚至还有"水中毒"，当短期内饮用水过量时，比如参加无聊的喝水比赛，会导致体内电解质浓度过度降低，从而影响大脑功能，特别严重的还能致死。显然我们不会因为"水中毒"的存在而得出"水体质有害，我们要常常排水"的结论。相似的道理，"酸中毒"现象的存在也不能给所谓的"酸性体质要排酸"提供任何依据。

也有人指出"酸性体质"不一定指 pH<7.0，而是一种身体状态，就像中医里面"阴虚"或者"阳虚"之类的说法。

我觉得，第一，如果酸性体质的理论是从婴儿出生和人健康时 pH 值为 7.4 是弱碱性这个事实开始的话，酸性体质就一定和 pH 相关，要不然你就不要拿 pH 值 7.4 来作为参考。第二，如果"酸性体质"和 pH 无关，你至少得告诉我们用什么客观标准，我们可以接受非西医的理论，脉象、气血也可以，只要经得起客观检测，你能判断任何人是不是酸性体质，并公布大规模人体数据来支持你的结论。别颠倒因果告诉我们"得病了身体就是酸性的，健康就是碱性的"。那是不是还可以说"得病的身体就是甜的，健康身体就是苦的，大家应该排糖"呢。

　　如果大家非要说：菠萝，你是一个被西方科学洗脑了的伪科学家，根本不懂中国传统医学。那我还得告诉大家，酸性体质这个伪科学是美国骗子发明的，中医里也没有酸性体质这个说法，别给咱们传统医学抹黑了。

# 高大上的防癌体检靠谱吗？

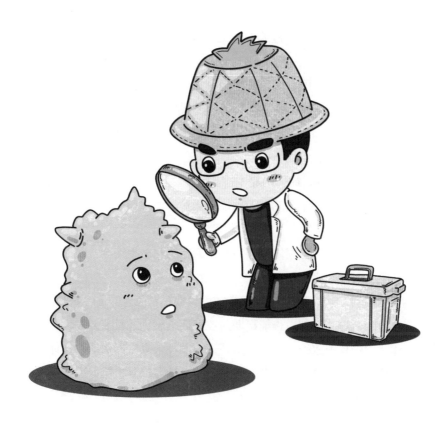

国内现在有各种各样的防癌体检套餐，肿瘤标记物、PET[①]-CT、新一代基因测序，一个比一个拉风，一个比一个昂贵。比如近几年被誉为防癌体检神器的"全身PET-CT"，价格近万元，却丝毫阻止不了大家的热情。有钱就去做个PET-CT！爱他（她）就送他（她）去做PET-CT！我有一个朋友他们公司的年终大奖就是赠送优秀员工"PET-CT防癌体检套餐"。还有很多人把去日本做PET-CT检查搞成了专门的旅游项目。那么问题来了，体检是不是越贵越好？这些高大上的防癌体检有用吗？

我可以负责任地告诉大家，在美国是没有普通大众会去做PET-CT或者肿瘤标记物这类防癌体检的。

美国人为什么不去做？不是因为穷或者笨。原因很简单：保险公司拒绝报销任何费用！

大家也许知道，在美国，医疗费用绝大多数由私营保险公司承担，因此任何一种检查或治疗方式想要收到钱，都必须经过保险公司严格的审查。保险公司目的是赚钱，因此只会对有用的产品付费。"有用"包括两层含义，如果这东西对患者必需，那肯定有用，例如抗癌新药；如果这东西不必需，那就要看长期而言它是否能给保险公司省钱，比如防癌体检。

晚期癌症的治疗是非常贵的，如果能靠体检早发现癌症，减少晚期癌症患者数量，那么对保险公司而言是非常有利可图的。因此，虽然保险公司是商业机构，最终目的是赚钱，但面对防癌体检，他们和患者的利益是完全一致的，都是希望早日发现癌症，早日治疗，避免晚期癌症发生。

PET-CT或者肿瘤标记物对癌症患者或极少数超高危人群（比如安吉丽娜·朱莉）是有价值的，这些无创检查能帮助监控癌症进展，尤其是复发。但它们对于健康人做体检筛查是无效的，因此保险公司不推荐大众做昂贵的防癌体检，也不报销费用。值得注意的是，这种态度不仅仅限于商业保险机构，美国国家癌症研究所和美国绝大多数医生也都不支持大众做PET-CT或肿瘤标记物检查。

中国之所以成为过度医疗的重灾区，主要就是因为钱是从老百姓自己口袋里出，缺少了"唯利是图"但科学上极专业、严格的保险公司，加之监管不到位，

---

① PET: positron emission tomography，正电子发射计算机断层显像。

导致商家可以大做广告忽悠老百姓。

下面我简单分析一下为何 PET-CT 不适合给普通人作为防癌体检项目。

PET-CT 的主要价值是用于局部癌症（比如肺癌）患者的确诊和复发的监控，美国权威机构明确反对使用全身 PET-CT 给健康人体检，　是它用在普通大众身上有很高的"假阴性"和"假阳性"概率，对于发现早期癌症几乎没有价值；二是因为 PET-CT 本身就致癌，因此普通人根本就不应该用。

与很多广告宣传的不同，全身 PET-CT 扫描分辨率并不高，对于小体积的早期肿瘤毫无办法。临床上使用 PET-CT 多数时候都只专注看一个地方，比如肺癌患者就只看肺部、脑瘤患者就只看脑部，必须知道看哪里，才能看出区别。如果都不知道看哪里，看 PET-CT 基本就是抓瞎。同时，PET-CT 对不同癌症种类敏感度不同，膀胱癌、前列腺癌等常见癌症很难通过全身 PET-CT 发现，因此，这个测试有很多"假阴性"，也就是说有癌症查不出来。

同时，PET-CT 也有很多"假阳性"，也就是没有癌症被误诊为癌症。炎症、结核等良性病变都可以被 PET-CT 误诊为癌症，导致过度治疗。比如，PET-CT 体检在中国台湾地区曾导致多名患者甲状腺炎被误诊为甲状腺癌、肺结核或肺炎被误诊为肺癌，从而导致错误手术切除器官的悲剧。

如果 PET-CT 只是没用，只是"谋财不害命"也就罢了，但更糟糕的是，PET-CT 是带较强放射性的检查，本身就是"致癌因素"。顾名思义，PET-CT 包括了 PET 和 CT 两种成像技术，而这两种技术都是放射性的。做 PET 需要直接向身体内注入放射性物质，这样才能在仪器上显影，而 CT 本身就是用比较强的辐射来成像。这两种辐射来源都可以对 DNA 造成破坏。我们都知道晒太阳时紫外线是可能致癌的，而做一次 PET-CT 就大概等于在海边晒 10 年的太阳！你没看错，是 10 年！事实上，做完 PET-CT 的患者由于体内含有放射性物质，按规定都需要和家人隔离一小段时间，不能接触孕妇、婴儿和小孩，而这个重要信息在很多大力推荐 PET-CT 体检的地方也被刻意忽略了。各类电离辐射对小孩子尤其危险，大量数据证明了很多甲状腺癌都明确地和儿童时期接触放射性相关。

虽然 PET-CT 的射线辐射不像核电站泄漏那么强，做一次就致癌的可能性微乎其微，但如果每年做一次全身 PET-CT，那真的是自作孽不可活，估计没癌也会搞出癌来。我可以肯定，天天忽悠让人做 PET-CT 体检的人，是不会让家里人年年来做这个检查的。

这么多的不靠谱，加上它令人咋舌的价格，我觉得授予 PET-CT "性价比最低体检项目"的光荣称号并不为过。下次公司再送给你 PET-CT 体检套餐作为年终奖的时候，我强烈推荐大家去要求折现，即使换成餐饮代金券也行啊。

另一个经常被大力宣传的体检项目是查"癌症标记物"。现在很多体检项目都包括测量血液中各种癌症标记物，比如癌胚抗原、甲胎蛋白、糖抗原等。这个价值大吗？

在我回答这个问题之前，请大家自己先去网上搜索关键词"癌症 体检 虚惊"，我曾试了一下，能搜到近 10 万网页！其中很多虚惊都来自癌症标记物检测，这其实就已经回答了刚才的问题。

癌症标记物和 PET-CT 很像，主要价值在于对癌症患者的监控，而不是健康人体检。标记物在患者治疗过程中或者治疗后，可以监控癌症生长和复发等情况。"癌症标记物"在健康人体检中，并不能真的用于判断人是否患了癌症。

第一，没有一个"癌症标记物"是癌症特有的，良性肿瘤、胚胎组织乃至正常组织都可能表达这些标记物，这会导致"假阳性"。发炎、感染，甚至皮肤病之类的都可能导致"癌症标记物"上升，如果这时候做检查，可能会把人吓个半死，这就是很多人防癌体检虚惊一场的原因。事实上，如果用于普通大众体检，98%~99% 的癌症标记物检测阳性结果都是假阳性。

第二，没有一个"癌症标记物"是所有癌症都有的，比如乳腺癌的标记物肺癌就没有、肺癌的标记物直肠癌就没有。更重要的是，很多癌症没有任何好的标记物可用，这就会导致大量"假阴性"。比如你检测乳腺癌的标记物，你是查不出是否有肺癌、直肠癌、胃癌的。科学家还没有发现广谱的"癌症标记物"，现在体检的任何一种"癌症标记物"，即使有效，也只对某一种癌症有意义，即使阴性，也顶多能排除某一种癌症的可能性。癌症类型有成百上千，而绝大多数癌症并没有标记物可以检测。对于乳腺癌患者，治疗后查乳腺癌标记物，就可以知道癌症是否复发，这是有价值的。但对于大众，即使得了癌症，也不知道是哪一种，因此，用癌症标记物阴性结果来排除癌症是没有意义的。

正由于很高的"假阳性"和"假阴性"，癌症标记物既不能排除也不能确认癌症的发生，用于普通人筛查体检的意义并不如被检者所希望的那么大。

总之，无论是 PET-CT 还是癌症标记物，都是被开发出来用于癌症患者确诊和监测的，而不适合普通大众。大家以后被推销各种昂贵的防癌体检套餐的时候，记得问一句："能告诉我这个测试的'假阴性率'和'假阳性率'吗？"

# 癌症会传染吗？

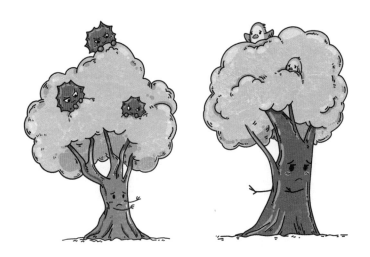

癌症会传染吗？

这是一个看似简单但其实不那么简单的问题。

所谓癌症传染，有两种情况：第一是导致癌症的病毒或者细菌传染，第二是癌细胞本身从一个患者传播到另一个患者。

第一种情况比较好理解，因为我们都知道很多细菌和病毒是可以传染的，流感、艾滋病就是病毒传染，而梅毒和结核病则是细菌传染。虽然并没有任何一种细菌或者病毒感染会 100% 导致癌症，但至少已知有三大类可以传染的细菌、病毒能促使某种癌症发生，因此从某种程度上，你可以说这 3 种癌症是可以"传染"的。

**乙肝病毒**（hepatitis B virus, HBV）。大三阳、小三阳，都是中国人熟悉的名词，描述的就是慢性乙型肝炎患者或乙肝病毒携带者。由于乙肝病毒会引起肝组织慢性破坏，乙肝病毒携带者得肝癌的概率是非携带者的 100 倍，原发性肝癌患者中近 80% 都是乙肝病毒携带者。中国是世界上乙肝病毒携带者最多的国家，也是原发性肝癌患者最多的国家，世界上 50% 的肝癌发病和死亡都发生在中国。目前并没有能够彻底清除乙肝病毒的药物，现在的治疗主要以服用抗病毒药物控制病毒发展，同时提高患者自身免疫力为主。乙肝病毒主要通过血液和体液传染，婴儿最危险，婴儿接触乙肝病毒后被感染的概率高达 90%。幸运的是，现在已经有很好、很安全的乙肝病毒疫苗，除非特别原因，所有婴儿都应该接种该疫苗。乙肝病毒疫苗成为了第一个被 FDA 批准的"癌症疫苗"。

**人乳头瘤病毒**（HPV）。这大类病毒有 100 多种，其中至少有 13 种可以引起癌症。HPV 是导致大部分女性宫颈癌的元凶，但这类病毒男女都会被感染。除去宫颈癌，HPV 也和肛门癌、男女生殖器癌、口咽癌有关。人乳头瘤病毒主要通过性行为传播，80% 的女性一生某个时候会感染这种病毒。和乙肝病毒一样，目前没有药物能够治愈 HPV 感染，但世界上已经有多个很好的"防癌 HPV 疫苗"，推荐所有发生性行为之前的 11~16 岁女孩和男孩接种。目前国内已经上市的有二价、四价和九价疫苗，女性可以根据自己的年龄段选择合适的疫苗。

**幽门螺杆菌**（Helicobacter pylori, Hp）。中国是幽门螺杆菌感染重灾区。我国大概有 70% 成年人携带幽门螺杆菌。绝大多数携带者并没有症状，但部分会导致慢性胃炎、胃溃疡乃至胃癌。也正因为幽门螺杆菌感染没有急性症状，很多人都不知道自己已经被感染。长期幽门螺杆菌感染会提高胃癌发病率 3~12 倍。幽门螺杆菌容易通过"口－口传染"，由于中国的饮食习惯，导致感染呈现明显家庭性，如果父母是感染者，那小孩也是感染者的概率会很高。因此，如果有亲密家人得了胃癌并且测试为幽门螺杆菌阳性，那强烈建议家中年轻人，尤其是小孩进行幽门螺杆菌测试，如果确认感染，应该尽快治疗。比起前两种病毒，幽门螺杆菌现在没有疫苗可用，但由于它属于细菌，可以使用抗生素治疗。抗幽门螺杆菌药物有很多种，临床医生一般会选择多种抗酸、抗菌的药物混合治疗，比如四联疗法，一般疗程为两周。

上面 3 种情况算是打了"癌症传染"的擦边球，和传统意义上的传染并不一样。大家可能更关心的是：癌症细胞本身会传染吗？也就是说，一个癌细胞能跑到另一个人身上导致癌症吗？

这种担心一点都不新鲜，在 18 世纪的欧洲，很多人就担心癌症会传染，荷兰医生扎库图斯·路斯坦尼（Zacutus Lusitani）和尼古拉斯·杜尔（Nicholas Tulp）顺应大众潮流提出了癌症是传染病的理论，虽然几乎没有科学证据支持，但得到了很多原本已经很恐慌的群众的支持。压力直接导致了 1779 年法国第一个肿瘤专科医院被迫从城市搬到了鸟不拉屎的郊区，癌症患者都像传染患者一样被隔离。现在社会上对转基因的争论，像极了当年关于癌症传染的争论。

在理论上，癌症细胞极难传染，原因有二。第一，和大家想象的不同，癌细胞一旦离开原始体内环境是非常脆弱的。我为了做实验，天天如同伺候祖宗一样伺候癌细胞，生怕它一不小心死掉。癌细胞从一个人身体中跑出来到另一个人身上，有点像唐僧自己去取经，路上有八十一难，一个差池就小命不保。第二，人的免疫系统非常强大，擅长消灭各种外来物，外来癌细胞长相奇特，即使有命来，也没命待，瞬间就会被识别并且清除，想造成新癌症几乎是不可能完成的任务。

理论如此，事实也是如此。经过 300 多年的研究，除去前面提到的病毒、细菌引起的间接传染，迄今为止，报道过的人类癌细胞可以直接传染的案例凤毛麟角，除非是有人免疫力受到严重破坏（比如接受了器官移植或者感染艾滋病病毒）。因此现在科学界的普遍共识是正常情况下，人类癌症不会传染。

我之所以反复强调人类癌症，是因为在某些动物里面，癌细胞是被证明可以像细菌、病毒一样迅速且大规模传染的！

现在知道的传染性癌症至少有 3 种，最先被报道的是澳洲袋獾的面部肿瘤。从 20 世纪 90 年代开始，上万只袋獾短期内相继患上奇怪的面部恶性肿瘤，死亡率极高，使袋獾面临绝种的危险。科学家为了研究对策，在 2006 年对它们的肿瘤基因组进行研究，震惊地发现肿瘤细胞和患病袋獾自身细胞完全不同：这个癌细胞居然是外来的！而且更惊人的是这上万只袋獾的癌症都是来自同一只袋獾！后续研究发现袋獾喜欢互相撕咬，当患病袋獾咬别的袋獾时，就能够直接把自己嘴里的癌细胞传给对方。这是历史上第一个癌细胞能够直接传染的例子，彻底颠覆了以往大家认为肿瘤只能是内源疾病而不会传染的理论。

同一年，另一组科学家报道了一个更夸张的癌症传染案例：狗里面有一种肉瘤也是直接传染的，而且已经被传染了 10000 多年！研究组从全世界五大洲各个犄角旮旯找了 40 只互不相识的病狗，发现它们的肿瘤居然是一样的。而且这个癌症起源于 10000 多年前的某条狗，能通过狗的交配传染。经过这 10000 多年一代一代传下来，现在美洲、欧洲、亚洲、非洲、澳洲的无数狗都携带并传播着这种肿瘤。这是已知活得最久的癌细胞，真可谓"狗瘤恒久远，一颗永流传"。

第三个例子是最近新鲜出炉的：软壳贝中的白血病也会传染。你没看错，贝壳也会得癌症，而且是白血病。科学家发现美国和加拿大不同地方的软壳贝的白血病细胞是同一来源的，也是传染而来的。但和袋獾或者狗的情况有所不同，贝壳不会在海里狂奔，跑到别的地方去撕咬别的贝壳，或者和其他贝壳进行肉体接触，因此这种癌症怎么传染还是一个谜。现在有一个理论是白血病细胞能直接被释放到海水里，随着海水传播到别的贝壳里面去引起新的白血病。这如果被证实，将是第一个非直接接触式癌症传染的例子。

10 年前没有人会相信癌症可以传染，但现在多种动物身上已经找到了铁证。大自然很神奇，经常给科学家带来惊喜，我们在她面前永远是无比幼稚的。

# 日常生活中哪些辐射致癌？

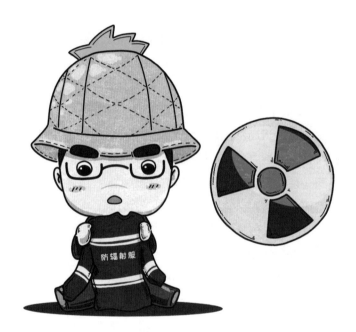

大家都听说过辐射能致癌，但辐射有成百上千种，从太阳光里的紫外线到手机信号、核爆炸都算辐射，那到底哪些能致癌？网络上流传的手机致癌、微波炉致癌、高压电塔致癌、Wi-Fi 致癌等有根据吗？

癌症发生源自于基因突变，因此判断辐射是否能导致癌症，就要看这种辐射能否引起基因突变。那什么样的辐射能引起基因突变呢？

辐射分为两大类：电离辐射和非电离辐射。电离辐射能量较高，可以直接造成 DNA 破坏和基因突变，因此可能致癌，而非电离辐射能量较低，不足以直接引起基因突变，因此普遍认为不致癌。

那么问题来了：手机、微波炉、高压电、Wi-Fi，哪种是电离辐射？

**答：一个都不是！**

这 4 种都是非电离辐射。这类常见的辐射总体来说能量很弱，不足以造成对 DNA 的直接破坏，因此理论上它们能直接致癌的可能性微乎其微。

理论归理论，要证明这些辐射不致癌，仍然需要严谨的科学研究。研究任何一种因素（辐射、食物、生活习惯等）是否致癌有两种主要方法：

第一种流行病学研究法，比较高风险人群和普通大众患癌症的比例。比如说为了研究手机信号发射塔是否致癌，科学家比较了长期搭建和维修发射塔的工人和普通人群的癌症发病率，如果发射塔产生的电磁辐射真的致癌，那么显然这些天天和发射塔亲密接触的工人是最危险的。研究结论是并没有什么区别，这和理论一致。

第二种实验室动物模拟法，给实验动物大量使用该因素，看能否增加患癌概率。比如要研究手机信号是否致癌，就把一个辐射最强的手机绑在老鼠身上，天天 24 小时保持手机通话状态，看这老鼠会不会更早得癌症，实验数据证明没有影响。研究微波炉是否致癌，就在老鼠边上放一个大功率微波炉，让微波炉持续工作，最后发现除了老鼠有点发热，也没有看到患癌症概率增加。

对于生活中常见的各种非电离辐射，都有科学家使用这两种方法研究它们和癌症的关系，到目前为止，还没有发现有效证据支持生活中常见的非电离辐射能够致癌。

我想特别说说手机，因为很多人担心手机辐射和脑瘤有关系。一个重要原因是 2011 年世界卫生组织（World Health Organization，WHO）下属的国际癌症研究机构（International Agency for Research on Cancer，IARC）把电磁辐射（手机信号）归到了"可能致癌物"一类。很多媒体由此宣布专家已经认定打手机致癌，这引起了很多人的恐慌。

首先，"可能致癌物"的意思是"目前还证明不了它致癌，但值得继续关注"。要成为"可能致癌物"要求并不高，比如咖啡也同样属于"可能致癌物"，但显然大家对咖啡并没有什么恐慌。

在我看来，国际癌症研究机构之所以这么做，源自科学家的过分谨慎。虽然世界上几乎所有科学家都没发现手机和脑瘤有关系，但在那遥远的瑞典有一个研究小组说如果每天用手机通话超过半小时，坚持 10 年以上，那这个人比不用手机的人得神经胶质瘤（脑瘤的一个亚种）的概率稍稍高一点点（从 0.005% 增高到 0.016%）。我们暂且不说 10 万人里面患者从 5 个变成 16 个是否有意义，这个研究本身就问题多多，比如它的数据来源并非客观记录，而是靠每个人自己汇报，有多少人会准确记得过去 10 年每天用多久手机？所以科学界对此并不太买账。但数据毕竟放在那里，国际癌症研究机构为了保险，就给手机安了个"可能致癌物"的头衔，意思就说："信则有，不信则无，等以后有了更多数据再说吧。"

其次，我个人不相信手机能导致脑瘤，主要的科学证据是流行病学方面的：从 1985 年到 2010 年，美国手机持有数量从 24 万部涨到 3 亿部，翻了近 1000 倍，但是美国神经胶质瘤患者人数在这 25 年间没有什么变化。如果手机辐射真的致癌，那我们应该看到脑瘤患者人数逐年增加才对，但事实上没有。而且不只是美国，在世界很多国家，比如英国，也是如此的结论。

因此，平时生活中的手机信号等非电离辐射致癌的说法，从理论到现实，都没有什么科学证据支持，大家不用过度紧张。与其担心打手机致癌，不如担心开车玩手机追尾或者走路玩手机掉进下水道，这才是真危险。

最后，生活中哪些辐射是真正可能致癌的电离辐射呢？

- 核污染：日本核弹爆炸或者乌克兰核电站泄漏都直接造成了大批癌症患者。
- 医用仪器：CT、PET、X 线摄片等都是电离辐射源，小孩应该尽最大可能避免使用，大人也要尽量少用。每年去做 PET-CT 体检的人真的是花钱买罪受。

- 自然放射源：大自然中存在很多天然放射性元素，比如镭 -226、钍 -232 等，它们广泛存在于石头、土壤和空气中。很多装修石材都具有放射性，最好能够检测一下，确保在安全范围之内。氡气是无色无味但具有放射性的气体，氡污染是美国肺癌发病第二大原因，仅次于吸烟，氡一般从土壤中释放，特别容易在密闭地下室聚集，据估计，美国每年有两万肺癌患者是由于氡放射性导致的。在中国，由于房子多为高层，并没有封闭地下室，所以相对来说问题不大，但有钱住别墅的同志们记得检测一下。

# 高温治疗癌症是怎么回事儿?

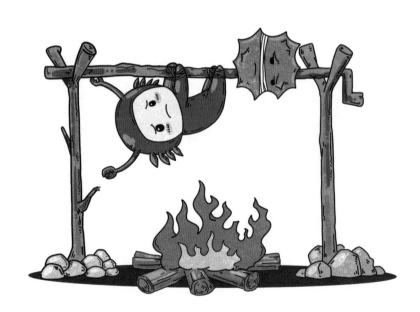

网络上曾经有个很火爆的新闻：云南农村一个小伙子不幸得了白血病，无钱医治。听专家说42℃高温可以把癌细胞杀死，于是他每天把自己架在火上烤半个小时，希望能治好白血病。

这个故事非常令人心酸，但今天我们不谈农村大病保险政策问题，单从科学上谈谈，专家说的42℃高温可以把癌细胞杀死是真的吗？难道升温可以帮助治疗癌症？

**是真的。**

利用高温治疗癌症不是伪科学，它的正规名字是"热疗"（hyperthermia）。热疗不是新鲜事儿，西医开山鼻祖希波克拉底在公元前400多年就已经尝试并记录了使用高温治疗癌症。到1866年，德国医生布斯奇（Busch）发表第一篇科研论文，记录了一名患颈部肿瘤的两岁儿童，不幸被感染，长时间高烧不退，但奇怪的是，在发烧过后，肿瘤竟然奇迹般地消失了。受这个报道的启发，很多人猜测升高体温也许可以治疗癌症，于是有胆大的医生开始尝试人为诱导患者高烧来治癌症。最著名的要数美国医生科利，他给不少晚期癌症患者接种细菌毒素（科利毒素），诱发患者发热至40~42℃，持续时间达24小时以上，如此长期高温非常危险，折腾下来治死了不少患者，但如果患者身体强悍熬过来了，还真有不少人癌症病情得到了缓解。

这些当然都是老皇历了，患者感染细菌或病毒后持续高热伴随癌症缓解是有很多记录的，这点毋庸置疑，但从现在的知识来看，更多人相信其有效的主要原因不是高温本身，而是感染激活免疫系统，从而帮助清除了癌细胞，发烧只是一个免疫系统被激活了的副产物而已。因此虽然历经了几百年，关于热疗在癌症临床治疗的效果还在激烈争论中，它也远非癌症标准治疗手段。但是，在世界各个地方，尤其是在德国和欧洲部分国家，目前都有不少医生在尝试利用升温杀癌。

现在使用的热疗有两大类：一类是野蛮暴力式的，通过直接插入电极等办法把肿瘤加热到"开水级高温"，从而把肿瘤细胞烫死。这理念很原始，但技术难度很高，需要精准的控制，因为凡是接触到热源的地方，无论癌细胞还是正常细胞都直接熟了，一旦控制不好，副作用不堪设想。而另一类更温和也用得更多的热疗是给局部或者全身加热到"发烧级高温"，也就是40~44℃。云南小伙烤火故事中试图把自己加热到42℃，就是这种办法。

可惜，云南这位小伙子这样烤火治白血病应该不会有效果，因为热疗并不是那么简单。里面至少有 3 个主要问题：

第一，热疗如果要起作用，关键是癌细胞被加热到 40℃以上的高温，对于白血病，这意味着血液温度要变成 40℃以上，这靠烤火是不可能的。人属于恒温动物，自身内部温度调节能力极强，基本可以保证体内温度在 37℃左右，而不受外界环境影响。烤火虽能很快改变人体表面温度，但对内部温度产生的影响非常有限，对血液温度就更无法产生影响。如果外部高温真能缓解癌症，那应该推论出热带地区人们的癌症发病率和死亡率应该低于寒冷的地方，但目前没有任何证据支持这个说法。

第二，与高温铁棒直接烫死不同，40℃以上的所谓"高温"其实既杀不死正常细胞，也杀不死癌细胞。40℃以上的热疗是辅助疗法，它必须和放疗或者化疗联用才会有效果。有报道说在 42℃以下，化疗和放疗的作用比 37℃更好。云南小伙子由于用不起药，只能烤火，但单独靠烤火是不会有效果的。

第三，目前的热疗在不少固体肿瘤治疗方面收到了效果，但几乎没有医生用在白血病治疗上。这是为什么呢？这要先回到第二点，40℃以上热疗既然杀不死癌细胞，那它是怎么帮助化疗和放疗起作用的呢？热疗之所以在临床上被尝试，是因为有证据证明缺氧的细胞在高温下对化疗和放疗变得更敏感。相对正常细胞，肿瘤细胞由于生长过快，血液供应不上，大部分都缺氧，因此热疗可以让更多的缺氧癌细胞死亡，而不太影响正常细胞。但对于白血病，癌细胞本身就处在氧气含量最丰富的血液循环系统之中，因此相对正常细胞，它们完全不缺氧。这从理论上就预测了热疗对于白血病是不会有效的。

除了化疗和放疗，新的癌症治疗方法层出不穷，里面有靠谱的，也有不靠谱的，我们只有以开放的心态去了解各种理论，知其然且知其所以然，才能不做无用功，找到对自身疾病真正有效的治疗方法。

# 甲状腺癌暴发，还敢补碘吗？

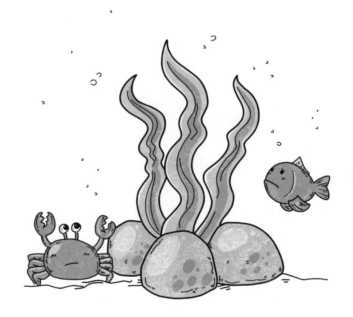

甲状腺癌是个比较少见的癌症类型，而且属于"富人癌"，也就是说，发达国家比发展中国家的发病率高，目前发达国家是 1.3/10 000，而发展中国家是 0.4/10 000。但它有个特点，在青壮年中高发（30~40 多岁），在女性中高发（占 75%），这和其他癌症都不太一样，因此我们经常听到年轻人，尤其是年轻女性得甲状腺癌的故事。全世界的甲状腺癌患者数量一直在增加，在中国从 1970 年开始到 2014 年翻了很多倍，这到底是为什么？和过量补碘有关吗？

## 治愈率最高的癌症

首先想要告诉大家的是，甲状腺癌是所有癌症之中存活率和治愈率最高的癌症，没有之一！甲状腺癌目前在美国治愈率超过 90%，在国内也接近 85%，如果是年轻人发病，而且发现得早的话，临床治愈率接近 100%。我常开玩笑说很多甲状腺癌亚型早晚被癌症家族扫地出门，因为玷污了癌症人类杀手的名声。

甲状腺癌的预后是如此之好，导致药厂很少有兴趣专门为甲状腺癌研究新药，因为担心找不到足够的患者来收回成本。

甲状腺癌的治愈率是如此之高，导致有特别多和甲状腺癌相关的励志故事，比如王楠就是在 2005 年得了甲状腺癌后，不仅打败了癌症，还勇夺北京奥运会冠军！90% 以上的甲状腺癌患者都可以骄傲地告诉周围的人，我战胜了癌症！

所以如果被诊断为甲状腺癌，尤其是主流的乳头状或滤泡状亚型（占全部甲状腺癌大约 90%），没有转移的话，那真的不用特别担心。用积极的心态，好好配合治疗就行了，最多以后不吃海带了嘛。

## 甲状腺癌的发病因素

坊间传言中国近年甲状腺癌发病率升高和补碘过度有关，理由是碘对甲状腺功能很重要，既然碘缺乏会导致甲状腺功能不足，那补碘过度是不是就会导致甲状腺增生，乃至发生癌变呢？

目前这是没有科学证据的。

真正已经证明了和甲状腺癌相关的因素主要有两个：

第一，儿童时期受到辐射。这是目前最清楚的和甲状腺癌相关的因素。在日本广岛、长崎被原子弹轰炸后，在乌克兰切尔诺贝利核电站泄漏事件发生后，很多儿童幸存，但他们中很多人成年后都得了甲状腺癌。另外，不少儿童癌症患者在治疗过程中会经受高剂量放疗，这部分患儿多年后也有较高风险会得甲状腺癌（绝大多数可以治愈）。平常的医疗检查，比如 X 线或者 CT，放射性要低很多，是否增加甲状腺癌风险还不确定，但为了安全，儿童应该尽可能少接受放射性检测，如果必需，则应该使用不影响结果的最低剂量。

第二，遗传因素。甲状腺癌中一种比较少见且比较恶性的亚种是髓样癌。这种亚型中超过 50% 都是因为 *RET* 基因突变造成的，其中大概 15% 是遗传性的。有 *RET* 基因突变的髓样甲状腺癌用传统治疗方法治疗，其复发可能性很高，因此针对 RET 突变基因的靶向药物受到重视。以前市场上的 RET 抑制剂副作用太大，临床效果欠佳，但最近刚上市的新一代 RET 抑制剂（比如普拉替尼和塞尔帕替尼）非常不错，副作用更小，会给这些患者带来革命性的变化。

碘摄入和甲状腺癌的关系目前仍然不十分明确，但有些研究证明缺碘会增加甲状腺癌风险，主要证据是世界上比较缺碘的地方，比如中亚和中非，甲状腺癌的发病率比靠海的地方更高。另外，缺碘导致甲状腺肿大的患者，以后得甲状腺癌的概率更高。

目前没有任何证据说明补碘过度会增加患甲状腺癌的概率。有人说市场上既卖含碘盐也卖不含碘的盐，说明国家已经意识到补碘太多不好了。这种阴谋论是没有科学依据的。市场上之所以有不含碘的盐，主要原因：碘盐成本更高，而很多用盐的地方没必要加碘（比如做泡菜）；有人必须吃低碘食物（比如甲状腺癌患者在准备接受 $^{131}$I 治疗前）；有人对碘过敏等。

## 甲状腺癌的治疗：放射性 $^{131}$I 治疗必要吗？

很多甲状腺癌的治疗都是"三合一"套餐：甲状腺手术 + 口服甲状腺激素 +$^{131}$I 放射治疗。甲状腺癌的治疗以手术为主，化疗和普通放疗很少使用。几乎所有患者都会接受不同程度的甲状腺切除手术，包括腺叶切除、甲状腺近全切除或甲状腺全切，如果有淋巴结转移，还会做淋巴结清扫。如果手术做得好，很多甲状腺癌就可以被治愈，因此一个有经验的外科医生非常关键。

口服甲状腺激素是为了弥补甲状腺切除后自身激素的缺失，因此没什么疑问。比较有争议的是放射性 $^{131}$I 治疗，大家一听到要往体内注射放射性物质，觉得很恐怖。那么 $^{131}$I 到底是什么？这种治疗有必要吗？

$^{131}$I 是强放射性元素，浓度一高，就能直接杀死细胞。体内 99% 的碘都被甲状腺细胞吸收，多数甲状腺癌细胞也保留了这个特性。因此，在甲状腺已经被手术切除后，口服或者注射的 $^{131}$I 绝大多数都会在甲状腺癌细胞那里富集，直接杀死癌细胞。$^{131}$I 治疗其实就是一个特异性非常强的微放疗，由于体内其他细胞不吸收碘，因此副作用小。

不是所有甲状腺癌患者都需要用 $^{131}$I。如果由于种种原因，手术无法彻底清除甲状腺癌细胞，或者癌细胞已经有了转移，无法手术切除，那么 $^{131}$I 治疗有很好的作用，可以显著减少复发。美国甲状腺协会推荐 $^{131}$I 治疗用在晚期，尤其有转移的甲状腺癌患者上。但如果甲状腺癌是早期，体积很小（<1cm），且没有转移，那么手术一般就能治愈，$^{131}$I 治疗是否有必要仍然是很有争议的。这个在中国和美国都没有定论。

之所以不鼓励盲目用 $^{131}$I，是由于和传统放疗相似，放射性 $^{131}$I 治疗会略微增加患者以后得白血病的概率。同时美国一项针对 20 年间 1129 位甲状腺癌患者的统计发现，如果手术质量高，在不使用 $^{131}$I 治疗的情况下，早期甲状腺癌患者的存活率已经高达 97%。由于这不是非黑即白的事情，所以年轻的甲状腺癌患者需要在权衡这两方面的风险，并与主治医生认真讨论后，自己做出决定。

## 碘过量对健康到底有没有影响？

如果不谈癌症，那碘过量是否有别的坏处？怎么知道自己是不是碘过量了？

研究碘过量对人体影响，只需要研究一下日本人。因为日本人酷爱吃海鲜，尤其是各式海带、海藻，所以他们平均每天摄入的碘量非常惊人，排名世界第一。世界卫生组织推荐成人每天摄碘量在 150~200μg，但日本人靠狂吃海产品，每天摄入量为 1000~3000μg，是推荐值的 10 多倍！中国人如果要靠吃碘盐（每克盐中 20μg 碘）摄入和日本人一样多的碘，需要每天吃 50~150g 盐！肯定齁死了。

事实上，中国人每天摄入的盐在 12g 左右。

日本"不明真相"的群众长期摄入这么多碘，结果呢？日本是世界上平均寿命最长的国家！而且很多种癌症，比如前列腺癌和乳腺癌的发病率显著低于其他发达国家，并且甲状腺癌发病率也并没有特别高。这强烈地说明"通过食物过量摄入碘"对健康人身体的影响是非常有限的。

当然，和其他任何微量元素或者维生素一样，碘吃多了没啥好处，天天晒太阳的人不用专门补钙，天天吃海鲜的人也不用怎么补碘。虽然碘过量对普通人影响很小，但它对特殊人群确实可能引起一些问题，比如对于甲状腺功能本身有缺陷（例如自身免疫性甲状腺病）的患者来说，摄入太多碘会加重疾病。同时，孕妇要特别注意，如果摄入碘过多，可能导致新生儿"暂时先天性甲腺低能"，日本新生儿中这种病比较多，这可以简单理解为妈妈给的碘太多，胎儿就懒得发育甲状腺功能了。但这并不严重，绝大多数情况不需要特殊治疗，婴儿出生后自己就会慢慢恢复。

总之，不需要因为甲状腺癌发病率增高，而对盐中的碘斤斤计较，真正要在吃盐方面计较的是，钠盐摄入过多对血压的影响。

# 富人癌，穷人癌

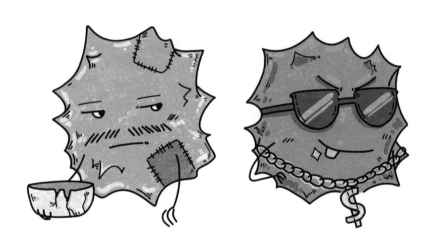

大家常说结直肠癌是"富人癌"、胃癌是"穷人癌",意思就是生活条件好的人容易得结直肠癌,而生活条件不好的人容易得胃癌,这种说法有道理吗?

对同一国家的个人来说,这没意义,收入高低和容易得的癌症类型没什么关系。但从国家层面来看,这种说法是有根据的:结直肠癌在发达国家发病率比较高,而胃癌在发展中国家发病率比较高。

这是为什么呢?

为了说得更清楚,我把世界卫生组织的《世界癌症报告》整理了一下,把各大类癌症按照在发达国家和发展中国家发病率的差异作了排序。一个简单的表格(表5),说明了很多问题。

表5　各种癌症发病率(来源:2012年《世界癌症报告》)

每10万人

| 癌症类别 | 发达国家发病率 | 发展中国家发病率 | 差　异 |
|---|---|---|---|
| 前列腺癌 | 62.0 | 12.0 | −50.0 |
| 结直肠癌 | 61.8 | 21.5 | −40.3 |
| 乳腺癌 | 66.4 | 27.3 | −39.1 |
| 肺癌 | 66.0 | 38.9 | −27.1 |
| 黑色素瘤 | 18.1 | 1.3 | −16.8 |
| 肾癌 | 17.6 | 3.9 | −13.7 |
| 膀胱癌 | 20.2 | 6.8 | −13.4 |
| 非霍奇金淋巴瘤 | 17.3 | 7.0 | −10.3 |
| 胰腺癌 | 13.6 | 4.8 | −8.8 |
| 甲状腺癌 | 12.0 | 4.4 | −7.6 |
| 白血病 | 15.1 | 8.1 | −7.0 |
| 子宫癌 | 12.9 | 5.9 | −7.0 |
| 脑癌 | 10.4 | 6.0 | −4.4 |
| 卵巢癌 | 9.4 | 5.0 | −4.4 |
| 多发性骨髓瘤 | 5.5 | 1.6 | −3.9 |
| 睾丸癌 | 4.6 | 0.8 | −3.8 |
| 霍奇金淋巴瘤 | 4.1 | 1.4 | −2.7 |
| 口腔癌 | 9.3 | 7.2 | −2.1 |
| 喉癌 | 6.1 | 4.1 | −2.0 |
| 鼻咽癌 | 0.8 | 3.1 | 2.3 |

续表

| 癌症类别 | 发达国家<br>发病率 | 发展中国家<br>发病率 | 差　异 |
|---|---|---|---|
| 胃癌 | 24.0 | 31.1 | 7.1 |
| 宫颈癌 | 9.0 | 17.8 | 8.8 |
| 食管癌 | 7.7 | 17.5 | 9.8 |
| 肝癌 | 10.8 | 26.5 | 15.7 |
| 所有癌症 | 525.6 | 298.3 | −227.3 |

　　首先从表格最后一行可以看出，发达国家癌症发病率几乎是发展中国家的两倍。同时，可以清楚地看到绝大多数癌症类型在发达国家发病率都显著高于发展中国家，差异最大的是前列腺癌、结直肠癌、乳腺癌和肺癌，而这4类恰巧也是癌症中患者数最多的4种，几乎占了世界所有癌症患者的50%。因此，癌症作为一个整体是个不折不扣的"富贵病"，多数癌症都是"富人癌"。中国的各类癌症发病率都在提高，从这个角度来看，中国确实正在从发展中国家高速迈向发达国家。

　　这个现象其实很好理解，我以前就说过，癌症是个老年病，发病主要因素是年龄。多数癌症之所以是"富人癌"，主要原因就是发达国家医疗卫生条件更好，居民平均寿命更长。活得久，加之很多其他疾病都能治，居民就会更容易得各种癌症。另外，发达国家肥胖率更高，而肥胖也是一个重要的致癌因素，因此，如果没有特别的原因，所有癌症按理说应该都是"富人癌"。

　　那么问题来了，为什么还有"穷人癌"？

　　从表格中可以看出，只有5种癌症，在发展中国家发病率比发达国家更高，分别是肝癌、食管癌、宫颈癌、胃癌和鼻咽癌，我管它们叫"五小强"[1]！中国这5类癌症发病率都很高，贡献了世界近一半的"穷人癌"患者。

　　刚才说了，如果没有特别原因，所有癌症都应该是"富人癌"。"五小强"的出现，并不是意外，而是出现了致癌的"特别原因"。

　　那"特别原因"是什么呢？

　　主要有两个：病毒、细菌感染和饮食习惯。"五小强"之所以会在发展中国家

――――――――――――

[1]　五小强：动画片《圣斗士星矢》中五位主角，青铜圣斗士星矢、紫龙、冰河、一辉和瞬。

包括中国发病率高，很多都可以归结到这两个因素上。

肝癌：肝炎病毒感染因素最重要，主要是乙肝病毒（HBV）。乙肝病毒携带者得肝癌的概率是非携带者的 100 倍，原发性肝癌患者中近 80% 都是乙肝病毒携带者。中国是世界上乙肝病毒携带者最多的国家，也是原发性肝癌患者最多的国家，世界上超过 50% 的肝癌都发生在中国。饮食因素主要是酒，喝酒伤肝，大家都知道。

食管癌：和中国人饮食习惯关系非常大，第一是长期饮酒和吸烟；第二是吃烫的食物，喝烫的水（我作为喜欢吃火锅和喝热茶的四川人表示"鸭梨山大"①）；第三是吃腌制食物。另外，病毒感染因素也很重要，主要是 HPV 感染，中国 1/3 的食管癌患者都有 HPV 感染史。

宫颈癌：99% 的高危性宫颈癌都是由 HPV 感染引起的。中国感染 HPV 的人数远超发达国家，目前市面上已有二价、四价、九价 HPV 疫苗，女性可以选择去接种。

胃癌：幽门螺杆菌慢性感染会提高胃癌发病率 3~12 倍。中国是幽门螺杆菌感染重灾区。我国大概有 70% 的成年人携带幽门螺杆菌。感染一般没有急性症状，导致很多人都不知道自己被感染，从而进一步传播给了家人。幽门螺杆菌主要通过"口－口传染"，由于中国不实行分餐制，因此导致感染呈现明显的家庭型，如果父母是感染者，那小孩也是感染者的概率非常高。而饮食方面，长期食用高盐腌制食物也是重要诱因。

鼻咽癌：这种癌症被称为"广东癌"，因为广东地区发病率奇高。鼻咽癌发病因素还不是完全清楚，其中有遗传因素，父母得鼻咽癌的，后代得病概率很高，而且高危人群离开广东到了其他地方仍然容易得鼻咽癌。饮食上，咸鱼和其他腌制食物是重要诱因，而这些都是广东的"家常菜"。病毒感染也很重要，这里主要是 EB 病毒（Epstein-Barr virus, EBV）：几乎所有的鼻咽癌细胞都被 EBV 感染过。EBV 感染本身十分常见，全世界大多数人都被 EBV 感染过，但 99% 的人都没有什么症状。科学家最新研究发现中国南方地区流行的 EBV 的病毒亚型和其他地方不同，可能属于鼻咽癌高危亚型。除此之外，南方人的基因和饮食习惯也可能

---

① 鸭梨山大：网络用语，意为压力太大。

导致他们更容易得鼻咽癌。

因此，癌症是社会发展、人口老龄化后不可避免的"富贵病"。但穷人癌"五小强"不遵守这个规律，在发展中国家高发，也并不是意外，而都是有特定原因的。发展中国家由于疫苗接种和卫生条件落后，成为某些致癌细菌、病毒感染重灾区，加之特定的饮食习惯，更加剧了感染范围扩大或者直接诱使"穷人癌"的发生。

其实我写这篇文章主要想说："穷人癌"不是正常现象，绝大多数是可以预防的。感染因素中，HBV、HPV 都有针对性的疫苗，幽门螺杆菌可以用抗生素治疗；饮食方面，少吃高盐腌制食品，少吸烟喝酒，少吃滚烫的食物。这些事情都不难做到，只要大家能加以注意，"穷人癌"这个名字早晚会消失在历史的滚滚车轮中。

# 雾霾和肺癌，到底什么关系？

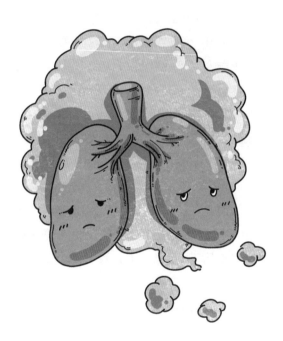

雾霾和癌症的关系在网络上讨论得很热烈，大家直觉认为一定有关系，但很多科学家认为中国雾霾导致肺癌"直接证据"不足，无法判断。和转基因的情况不同，这次在科学家内部也是分裂成了不同阵营，有人支持雾霾致癌，有人认为应该更谨慎下结论。

大家之所以对雾霾和癌症的关系，尤其是中国雾霾和癌症的关系有争议，是因为缺乏直接证据。这是事实：到目前为止，没有直接的研究证据证明中国这些年的雾霾提高了中国人的肺癌发病率。

为什么没有"直接证据"呢？因为环境问题导致肺癌的直接证据实在是太难弄了，几乎是不可能完成的任务。

主要原因，是这个研究无法找到完美对照组。

和研究药物对患者的效果必须要有对照组一样，要研究雾霾对癌症的影响，不能只看受雾霾影响的一群人得肺癌的情况，还必须也有一个对照组。我们需要比较同样的一群人，在有或者没有雾霾情况下，得肺癌的概率是否有区别。

拿到中国雾霾致癌直接证据的完美实验应该这么做：在平行宇宙中，还有另外 14 亿中国人，他们勤劳善良、爱国敬业，和我们都是一模一样的，但就是不污染空气。我们拿他们来和我们这个宇宙的 14 亿中国人比较一下，看肺癌发病率是否有区别。

或者我们在地球上找很多对双胞胎，每对都拆开，分为两组，都戴上呼吸器，唯一的区别就是其中一组呼吸着优质空气，另外一组呼吸着 PM2.5 为 500 的空气，其他方面生活都一样，吸过几年十几年以后，我们来比较一下看癌症发病率是否有区别。

但这显然是科幻，因此完美的实验是不可能的。那么能否退而求其次，比较现实中相似的两组人呢？

比如，我们能否比较中国发生污染前（1950 年前）和严重污染后（2000 年后）的肺癌发生情况？答案是不行，因为中国发生工业污染前，医疗水平也很落后，很多肺癌患者都没有被诊断和统计，农村很多患者死了也不知道是什么原因，所以以前的肺癌患者数量肯定是严重低估的，如果我们发现 2000 年后肺癌患者比1950 年前多很多，也许只是因为确诊和登记的多了而已。另外，中国人平均寿命一直在增加，老龄化是导致癌症的第一大要素，所以肺癌发病率有所提高一点都不奇怪。

那能否比较同一时期污染程度不同的国家呢？比如比较美国和中国？这也有问题。因为各个国家地区之间除了空气污染不同以外，还有非常多其他方面的区别会影响癌症发病率。以美国和中国为例，人种组成不同、平均寿命不同、吸烟人数不同、公共场合控烟力度不同、水污染程度不同、饮食不同、肥胖人口不同，等等，这些因素都能影响肺癌的发生率，要把这些因素都消除，定量地比较空气污染对肺癌的影响，科学上是非常难的。事实上，美国、加拿大、丹麦等好几个空气干净的发达国家都比中国肺癌发病率高，原因很复杂。但即便你发现美国的肺癌发生率比中国的低，也有可能是因为美国公共场合吸烟的人少、二手烟污染少，而和空气污染情况无关。

大家可以看出，到目前都还没有可靠的能证明雾霾导致癌症的"直接证据"，是完全正常的，因为要拿到大家都信服的证据太难了。

科学界无法直接证明现在的雾霾是否会导致肺癌，主要受到研究手段的限制，这并不代表我们不能分析雾霾能否致癌。

我先抛出我的观点：雾霾肯定是致病物和致癌物，让小孩远离雾霾摧残是很有必要的。

我为什么认定雾霾致癌？一方面，世界卫生组织已经下了这个结论；另一方面，我自己多年对癌症生物学的学习和研究支持这个结论。

2013年年底，世界卫生组织下属的国际癌症研究委员会经过整理世界五大洲1000多个相关研究报告后得出了"空气污染致癌"这个结论，同时也明确把空气中的细颗粒物（包括PM2.5）列为一级致癌物质。致癌物质按照严重程度分为4级，分别为一级"明确致癌物"、二级"可能致癌物"、三级"无法确定致癌物"、四级"不太可能致癌物"。雾霾（PM2.5）被分到一级致癌物，就等同于说：有足够证据表明空气污染和癌症（肺癌）有直接的因果关系。其他常见的被列于一类致癌物的包括烟草、乙醇（饮酒）、乙肝病毒、腌制咸鱼（中国做法）等。看到世界卫生组织在腌制咸鱼后面专门加括号注明中国做法（Chinese-style），我也是汗颜。

同时，世界卫生组织出版的报告指出，2010年全世界大概有320万人因为空气污染死亡，其中22万人死于肺癌，而超过一半肺癌死亡患者在中国和其他亚洲国家。因此雾霾能致病致癌，毫无疑问。

雾霾能导致肺癌，从科学上有两大原因。

第一，雾霾中含有致癌化学物质。雾霾中的成分非常复杂，各地雾霾成分都不一样，但都包括了成百上千的各类化学物质。这里面有一些是和癌症有联系的，比如多环芳香烃、致癌重金属、二氧化硫、氮氧化物等。长期大量吸入这类化合物，可以导致基因突变，增加肺癌发生概率。

第二，雾霾中的细小颗粒会造成长期慢性肺部伤害。我在前面已经说过，癌症发生是因为基因突变。去除先天遗传因素，基因突变发生的概率和细胞分裂的次数直接相关。每一次的细胞分裂，都有一定概率发生基因突变，因此细胞分裂次数越多，得癌症概率越大。这就是为什么癌症患者主要是老年人。因为生存时间越久，细胞需要分裂的次数越多，按照概率，得癌症的机会就会更高。重度空气污染情况下，即使不考虑致癌物，吸入的各种物理颗粒和化学物质也会造成肺部细胞损伤，而为了修复这种损伤，肺部细胞就需要分裂增生。因此，长期的空气污染会造成肺部反复的"损伤—修复—损伤—修复"循环，导致大量细胞分裂，从而增加肺癌发生概率。简单来说，就是空气污染会导致肺部加速老化，而肺癌就是肺部老化后最危险的后果之一。

我们谈雾霾的时候经常提到的指标是 PM2.5，大家也最关注这个指标。它为什么重要呢？ PM2.5 是指直径在 2.5 $\mu$m 以下的悬浮颗粒物，它只有头发直径的几十分之一，极容易进入肺部，而且能进入到很深的支气管。实际上，雾霾中还有各式各样大大小小的颗粒都有可能对肺部造成伤害，既有 PM10 这种稍微大一点的，也有比 PM2.5 小很多没有名字的超级微小颗粒。

雾霾颗粒吸入越多，对身体影响越大，儿童在室外活动，没有保护意识，呼吸更深更频繁，因此肯定是最大的受害者人群，我虽然不赞成把小孩一直关在家里，但也肯定不会让小孩长期在雾霾中奔跑。同样地，成年人不做保护在雾霾中进行长跑、跳广场舞等剧烈运动，也是不明智的，这是拿命在健身，只能说绝对是真爱。

雾霾必须治，这点毫无疑问。但如果仅仅从提高生活健康程度、避免癌症发病率来说，消除雾霾是远远不够的，因为雾霾远不是导致癌症的主要因素。根据最新一项大规模研究，导致癌症的因素中，室外空气污染甚至没有排进前 5 名，比它更严重的是吸烟（遥遥领先）、喝酒、缺乏水果、肥胖和缺乏锻炼，和室外空气污染差不多的是长期摄入高盐食物、室内空气污染（比如炒菜时的油烟）和缺乏蔬菜。

因此，在大家要求国家政府采取措施改变空气质量的同时，每个人其实已经可以做很多事情来让自己和家人远离癌症：戒烟、戒酒、多吃水果蔬菜、多锻炼、少吃高盐和腌制食物等。吸烟，包括二手烟，对肺癌的影响是雾霾的 $N$ 倍，在公共场合还有大量吸烟人群存在的时候，坦率地说，治理好了雾霾对肺癌发病率的影响可能不会有什么特别明显的效果。

# 爽身粉致癌吗?

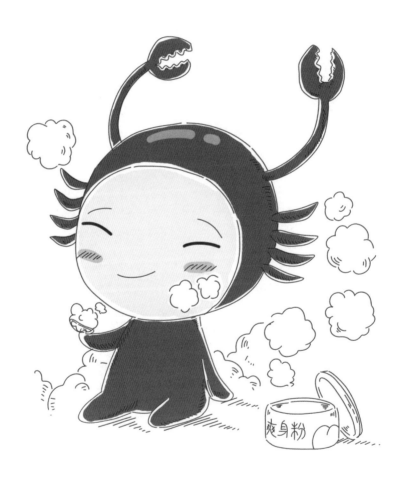

2016 年 4 月，美国女士杰姬·福克斯（Jackie Fox）两年前不幸得了卵巢癌后，她状告强生公司，说之所以得癌症，是因为三十年如一日用强生婴儿爽身粉！结果密苏里州某法庭陪审团裁定强生公司败诉，需要赔偿福克斯女士家 7200 万美元，折合人民币 4.7 亿元！

这些新闻出来后，朋友们通常问我三个问题：

- 爽身粉真的致癌吗？
- 为什么会赔这么多钱？
- 我告哪个公司才有机会获得赔偿？

## 爽身粉和癌症

首先，爽身粉真的致癌吗？

爽身粉之所以和癌症扯上关系，是因为里面含有滑石粉。那滑石粉和癌症有什么关系？

退回 50 年以前，滑石粉很可能致癌，因为滑石粉加工自天然矿物，容易受到另一种矿物"石棉"污染，而石棉和香烟一样，是一级致癌物。但到了 20 世纪 70 年代大家就意识到了这个问题，美国早在 1992 年就彻底禁止生产和使用石棉。强生公司质量监控很严，而去除石棉是滑石粉加工中最重要指标之一，它家爽身粉中含石棉概率无限接近于零。

大家肯定会接着问，如果滑石粉没有石棉，还会致癌吗？

证据不足。

我在论文库搜 talcum powder（滑石粉）+ ovarian cancer（卵巢癌），发现有 127 篇文章，其中真有几篇是上万人的流行病学研究，比较长期使用爽身粉女性和不使用的女性得卵巢癌概率。通常研究结论是"长期使用爽身粉似乎患癌概率增加，但关系还不够明确"。没有一篇研究论文敢下结论：滑石粉和卵巢癌有明确相关性。

退一万步，即使研究发现使用爽身粉的女性得卵巢癌概率增加，这也只是相关性，不能证明因果。相关不等于因果，是最重要的科学思维之一。

因此，只要爽身粉没有石棉污染，那它致癌的科学证据就目前来看还是很弱的。

## 致癌物的级别

有人会说，你说滑石粉致癌证据很弱，但它不是 2B 类致癌物吗？

确实很多新闻已经指出，国际癌症研究中心将滑石粉列为"2B 类致癌物"，这把好多人吓惨了，难道往身上抹爽身粉真会致癌？！

滑石粉是 2B 类致癌物没错，但新闻漏掉了两个重要事实：

第一个事实：滑石粉是"2B 类致癌物"后面有个注解："当用在私密处时"。也就是说，只有滑石粉被用在（女性）私密处的时候，才可能是致癌物，从来没有说往身上抹有问题。所以大家不用担心爽身粉用在皮肤（包括宝宝皮肤）上有什么问题（但我不推荐宝宝用爽身粉，因为没用）。

"用在私密处"这句话非常重要，能解决大家，尤其是男同胞最困惑的两个问题：

为什么福克斯女士用了 30 年婴儿爽身粉？为什么外用的爽身粉和卵巢癌有关系？

第一个问题基本只有男同胞问，因为有 Y 染色体的人不知道，女生长期用爽身粉，不是用在脸上，而是用在私密处，主要是为了保持清爽干燥，遮盖气味。

爽身粉和卵巢癌的关系也来源于此：由于很多女性喜欢几十年如一日，每次洗澡后都把爽身粉用在私密处，而爽身粉是微小颗粒，容易进入体内，到达卵巢，才有人开始担心可能致癌。从某种角度，这跟雾霾中的 PM2.5 和肺癌的关系有点类似，但爽身粉中没有 PM2.5 那样的明确致癌物。

第二个事实：致癌物按严重程度，分为 1、2A、2B 三类，2B 类是致癌物里最弱的一档。所有证据充分的致癌物都是 1 类，比如石棉、香烟等。滑石粉被归为 2B 类致癌物其实表示没有明确证据，只是说"有人说这东西有可能致癌，但证据很弱，我们不能排除，大家继续研究吧"。

总之，还是那句话，只要爽身粉没有石棉污染，那它致癌的科学证据目前是很弱的。

## 官司的意义

强生败诉，赔 7200 万美元，其中 1000 万美元是对患者损失的赔偿，6200 万美元是惩罚性赔偿，说白了就是罚款，罚的是"强生早就知道爽身粉致癌，但一直不承认，且没有标示"。

我完全不了解庭审过程，但这种判决说明陪审团至少认定：

① 爽身粉可以致癌。

② 福克斯女士卵巢癌是用了爽身粉导致的，而不是因为基因缺陷，或吸烟，或喝酒，或感染，或缺乏锻炼，或肥胖，或污染。

③ 强生早就知道滑石粉致癌，但故意不标示。

④ 强生如果在爽身粉上标示含有可能致癌物，福克斯女士会仔细阅读，并且不会使用爽身粉，也就不会得癌症。

刚才已经说了，①在科学上还没有被证实。②简直无法证实，即使吸烟的人得了肺癌，都很难证明 100% 是香烟导致的。③我觉得不可能，跨国企业最怕被抓住把柄，如果真知道一个东西有害，肯定会调整。④也是极难证明。

从情感上来说，我理解福克斯女士，但从科学上讲，我觉得还有很多值得商榷的地方，强生这样的公司不应该被过度攻击。说起来，强生、宝洁这类消费品公司被起诉不是一回两回了，光强生就有 14 000 多起官司在打！

消费者中喜欢告各种公司的人很多，成百上千，但公司在这种官司上被判赔钱的案例不多，所以每次都会惹人关注。

2019 年 3 月，美国加州的法官再次判决强生公司要赔偿特蕾莎·里维特（Teresa Leavitt）女士的家庭接近 2900 万美元，因为他们认为爽身粉导致了特蕾莎的间皮瘤。

所以毫无疑问，这样的故事还会继续出现。

虽然科学上有争议，但类似消费者和公司打官司这件事，本身是有积极意义的。

首先，所有企业应该被严格监督，尤其是药厂以及食品、营养品、消费品企业。消费者健康应该是所有公司的根本出发点，出了错，媒体就应该狠狠曝光、狠狠罚，中国之所以出现"三鹿"，就是因为以往小的事故没有被曝光，没有被严厉惩罚。

其次，从科学传播角度来说，这次的事件给了大家一个很好的案例。会促使越来越多的人关心自己的健康，开始学习知识，比如什么可以致癌，什么可能致癌。区分情感、直觉和科学，需要一个训练过程。

## 发财之道

回到刚开始的最后一个问题：我告哪个公司有机会获得赔偿？

滑石粉是 2B 类致癌物，同样类别的致癌物共有 288 种，里面有很多大家常见的东西，包括咖啡！

机会来了，如果你喝了 30 年咖啡，身体有恙，可以去告星巴克，因为它没有在咖啡杯上标注："我家饮料含有 2B 类致癌物咖啡，请小心！"

这当然是玩笑，我真心希望没人无聊到这种程度。

1992 年有一场著名的官司，麦当劳被告没有在杯子上写出"咖啡太烫"，赔了某位 79 岁老太太一大笔钱，导致现在美国很多杯子上都写着"热饮很热"。

我喜欢简单的世界，如果到处都标着"火锅很烫""咖啡很苦""奶茶有奶"，心不累吗？

希望真正需要的科学知识，都能"深深地存在脑海里"，而不是印在咖啡杯上。

# 牛奶致癌吗?

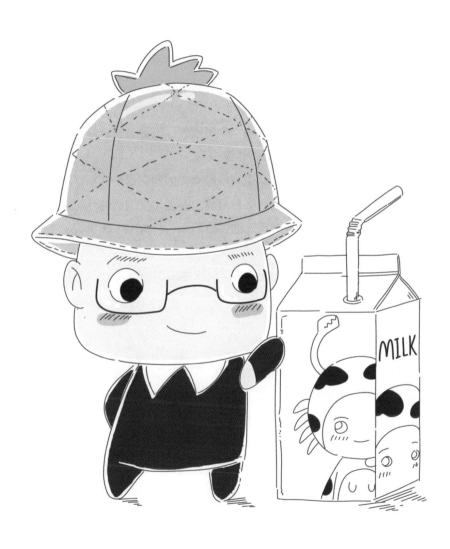

"牛奶致癌"是个彻头彻尾的谣言，但它和女生的"大姨妈"一样，过一段时间就出来一次，每一次都有很多人被吓到。

从现有的科学证据来看，单纯喝牛奶而致癌的概率，大概等于"买彩票中头奖，但在领奖途中被雷劈死"的概率。

"牛奶致癌"文章之所以流行，很大程度上来源于大家对生活方式日益西化的担心，可能也算是所谓"中产阶级焦虑"之一。

没错，现代营养过剩导致的肥胖，是健康杀手，也是真正的危险致癌因素。但这是整体生活方式，不能怪单一的食物。如果说牛奶营养丰富，富含蛋白质，喝太多了可能长胖，所以致癌，那同样道理可以推论出蛋糕致癌、馒头致癌、烤鸭致癌。这显然很荒谬。

你可以选择不喝牛奶，但不能传播"牛奶致癌"的谣言。就像你可以不看国足比赛，但你不能到处说"看国足会传染脚气"。

不过"牛奶致癌"这篇垃圾文章也有点价值，因为它是个非常好的科学思维方式训练教材，文章中几乎每一段话都有漏洞，要逐句批的话估计可以写出一篇博士论文来。我这里挑两个特别好玩儿的逻辑漏洞，与大家一起学习，争取把伪科学文章变废为宝。

我一直相信，掌握科学思维，远比掌握科学知识更加重要。

## 终身喝奶有问题吗？

原文："人是地球上唯一终身喝奶的动物，而且还喝别的物种的奶！"

这句话作为开篇很有震撼力：世界上其他动物都不终身吃奶，人类作为"唯一物种"，一直吃，直觉告诉我们，这肯定有问题！

科学思维的一个基本原则，就是知道直觉通常是不科学的。

人类是靠直觉生活的，这非常重要。直觉让人面对环境变化能快速反应，而且节省大脑能量。但到了复杂的现代社会，直觉经常是靠不住的。科学思维通常让人非常费脑筋，就是因为它反直觉。

大家消耗点能量，用科学思维想想开头那句话，是不是哪里不对劲？

• 人能终身喝奶，还是喝其他物种的奶，为什么？

因为人类厉害啊，懂得养殖业！其他动物要是学会了养奶牛，它们也会终身喝奶的。

• "唯一终身喝奶"就一定是坏事儿吗？

熊猫是地球上唯一终身吃竹子的动物！你咋不说呢？

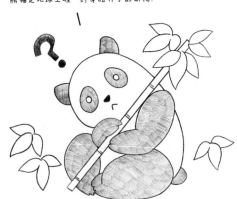

熊猫是地球上唯一终身吃竹子的动物！

• 人类在地球上"唯一"的事儿实在太多了！

人是地球上唯一喜欢用微信的动物！

人是地球上唯一酷爱直立行走的动物！

其他动物都不这么做，好恐怖哦！大家会因此丢掉手机，开始四肢着地爬行吗？

## 相关性和因果性

原文："儿童中牛奶摄入量与1型糖尿病发病关系的调查发现，两者之间存在非常好的线性关系：牛奶摄入量越多，1型糖尿病患病率越高。"

大家一看，牛奶摄入量越多，糖尿病患病人数越多，那牛奶肯定导致糖尿病了。

这是个非常经典的错误。

科学思维的另一个基本原则，就是相关性不等于因果性：A和B相关，并不代表A导致了B。

牛奶摄入量越多，1型糖尿病患病率越高，并不能说明两者有因果联系。

相关而没有因果关系的事情比比皆是。

比如，调查发现，大学生读书期间平均每个月花钱越多（A），毕业后起始工资越高（B）。

你真的相信为了毕业挣高工资，大学生应该疯狂买买买吗？显然不是。

其实，这两者之所以相关，主要是因为花钱多的大学生，普遍家庭条件更好，父母社会关系更多（C）。也正因为如此，整体来说，这些学生毕业后，更容易靠父母关系找到更高薪的职位！

C导致A，C也导致B，所以A和B看起来相关，但其实A和B没有直接因果关系，只不过都是C的结果。

再举一个例子：调查发现，从2005年到2015年，北京雾霾天数和房价存在非常好的线性关系——雾霾天越多，房价越高！

雾霾（A）推动了房价上涨（B）吗？

显然不是。同样的道理，两者之所以相关，因为都是中国经济发展模式（C）的产物。

类似的，牛奶消耗量增加和1型糖尿病患病人数增多，两者并不是因果关系，而都是现代生活方式改变的产物。

这些还算好的，因为大家还能为相关的A和B找到共同原因C。但更多时候，两件八竿子打不着的事儿，也会出现相关。

为什么呢？

答案非常简单：纯属巧合！

比如，数据显示，我的体重和北京房价直线上升相关，我越来越重，房价越来越高。你能说我的体重推动了北京房价，或者北京房价促进了我体重增加吗？

显然不能。

世间万物，千变万化，无穷无尽，总有事情会发生巧合。"如有相关，纯属巧合"的事儿比大家想象的多得多。科学研究的主要任务之一，就是搞清楚哪些是巧合，哪些是真正的因果。

但在伪科学的世界里，没有"巧合"二字，只要能拿来骇人听闻，就一定会说得信誓旦旦。

牛奶致癌，本质上就是如此的文字骗局罢了。

# 儿童白血病是装修引起的吗?

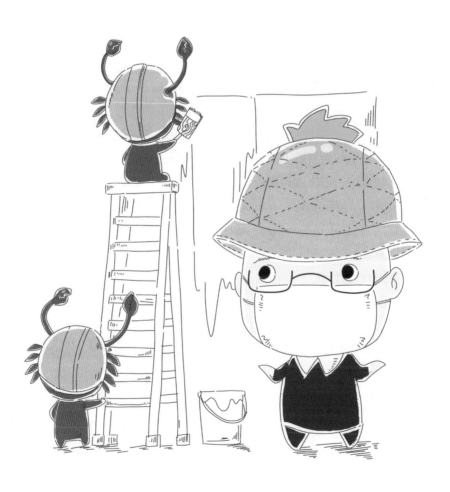

2017 年年初的罗一笑事件，意外引出了另外一个爆点新闻：

**"院士说：九成白血病患儿家中曾豪华装修！"**

文中说某院士提到："90% 的白血病患儿家中曾进行过豪华装修，每年 210 万儿童死于豪华装修；70% 的孕妇流产和环境污染有关。"

院士都这么说，赶快转发朋友圈！

## "院士的话"可靠吗？

大家被吓坏之前，咱们仔细"慢思考"一下。

这里面疑点很多。

第一，院士有没有说过这句话，要先打个问号。网上文章最喜欢夸大事实，经常把自己想说的话套在名人头上，鸡汤都是"孔子说过"，打油诗都是"李白说过"，伪科学都是"院士说过"。除非我见到视频，要不然我持怀疑态度。

第二，即使这句话是院士说的，这数据也不一定靠谱。文中提到的院士并不是儿童白血病专家，所以他也是引用别人的研究。但文章里没有原始数据来源，只是很笼统地说"调查发现"。这问题就大了，我也可以写"孔子曰，装修不会导致儿童癌症"。科学不是艺术创作，能随意发挥。任何没有引用文献的结论，都是毫无意义的。

我仔细查过文献，没发现任何论文提到"90% 的白血病患儿家中曾进行过豪华装修"。事实上，这是一个网上很早就有的流言，我至少就找到了 2004 年版本的，当时的题目是"九成白血病患儿家里曾经装修过！"

只不过，过了十多年，"装修"成了"豪华装修"，老新闻成了新发现。

这种随便与时俱进的文章，胡说概率极高，因为科学研究的结论不可能随时更改。咱们生活水平提高了，所以"装修"就变成"豪华装修"？

事实上，看到"豪华"这个词，就知道是伪科学，因为科学上无法定义"豪华"。1 万元？ 5 万元？ 100 万元？而且我用最好的材料"豪华装修"，难道会比用劣质材料"不豪华装修"更危险？完全没道理。

所以，这句话很可能是以讹传讹。我都怀疑一开始，是不是某新郎不想花钱装修房子，所以编出来给丈母娘看的。

## 关键是对比数据

退一万步讲，假设确实有研究发现"90%的儿童白血病患者家里半年内都装修过"，那它就能说明装修引起了儿童白血病吗？

完全不能。

随便做两个类比，90%的儿童白血病患者家里都吃过猪肉。

吃猪肉引起了白血病吗？

90%的儿童白血病患者家里都看过新闻联播。

看新闻联播引起了白血病吗？

显然，说吃猪肉和看新闻引起白血病是很荒谬的。但科学上，如何能证明它们和白血病无关？

很简单。

只要找到数据说明，对于健康儿童家庭，也都是90%的家庭吃猪肉，90%的家庭看新闻联播。

90%这个数字本身并不能说明任何问题。关键是患病儿童和健康儿童对比，如果某因素在两个人群一样，那就显然反驳了它和得癌症有联系。

因此，"90%的儿童白血病患者家里都装修过"，完全不能说明装修和白血病有任何关系。这里面缺了一个最主要的数据：健康的小朋友家里，有多少装修过？

90%的儿童白血病患者家里装修过，直觉比例高得很不正常，但仔细想想或许也不奇怪。

儿童白血病患者首先是儿童，儿童往往来自新婚夫妇家庭，新婚搬新房很正常，新房装修也很正常。所以，90%有儿童的家庭装修过，也不是天方夜谭，尤其是如果厕所换个新马桶也算装修的话。

只要90%健康小朋友家庭也装修过，那就反驳了装修是导致白血病的主要因素。除非这两个有显著差异，比如，只有20%健康小朋友家庭装修过，那才有可能暗示装修和白血病或许有关系。

## 相关性和因果性

再退一万步讲，如果 20% 健康小朋友家庭装修过，90% 白血病儿童家庭装修过，能证明装修引起白血病吗？

依然不能！（慢思考有时确实会让人抓狂）

为什么？

因为这只是相关性。我们在讨论牛奶致癌的文章里讲过，相关的东西，不一定有因果联系。

有个经典例子：研究发现，每场火灾中出动的消防车越多，伤亡人数就越高。

难道是消防车导致了伤亡？所以我们只要少派消防车就好啦？

当然不是。

真正的原因是更多消防车意味着更严重的火灾，而更严重火灾当然容易造成更严重的伤亡。这个例子大家一看就很荒谬，但类似的把相关当作因果的错误每天都在发生。

类似地，即使白血病患儿家里装修比例高，也只是表面的相关性，背后完全可能另有原因，只是暂时没有被发现罢了。

## 装修有风险吗？

我相信读到这里，一定会有人说："你能不能直接告诉我，装修到底会不会导致白血病？"

理论上，有可能，但到底有多危险，还没有权威数据。目前没有任何大数据研究，证明装修是导致儿童白血病的主要因素。

装修本身没问题，但装修如果使用劣质材料就有问题。室内污染，包括来自装修材料的甲醛污染、天然石料的辐射污染，都是明确致癌因素。2016 年哈佛大学有一篇报道，说家里长期使用杀虫剂，会显著增加儿童白血病和淋巴瘤的发病概率。但这些研究只是相关性研究，到底有多少儿童白血病由它们引起，并无定论。

我觉得没必要因噎废食。新婚夫妇当然可以装修，毕竟一个漂亮的家还是很重要的。但如果装修，有几点必须注意，比如不要贪便宜，一定用严格检验过的装修材料；装修开始后保持长期通风，防止污染物聚集；入住前，请专业团队做甲醛、放射性污染物等的检测。

中国儿童癌症患者数量确实在显著上升，值得警惕。无论政府、学者还是媒体，提醒大家注意装修中的污染，注意儿童癌症风险，本身是很好的事情。

我也不反对适当"标题党"，吸引大家的注意。但无论出发点是什么，科普必须坚持数据准确，如果靠使用杜撰的数据来"恐吓教育"，或许短期内会成为爆点，有奇效，但也埋下了定时炸弹。因为一旦被发现有误而被媒体炒作，就会丧失公信力，导致信任危机。

为什么中国转基因科普成了死结？我认为根本问题不是大众不懂科学，而是大众不相信学者和专家。因此无论你怎么进行科普，都被认为是阴谋。

没有信任，科普毫无希望。与各位共勉。

# 害死年轻演员的是谁?

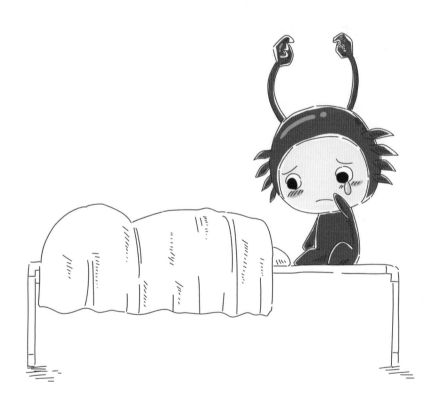

## 伤感的对比

2016 年 9 月，有两则关于淋巴瘤的消息。

一则，美国传出好消息，一小批无药可用的晚期淋巴瘤患者，尝试化疗配合 CAR-T 疗法后，82% 的患者肿瘤缩小，64% 的患者肿瘤消失！

淋巴瘤本来就是治疗效果比较好的肿瘤类型，随着科学的进步，即使耐药的患者也有了越来越多的选择。

另一则，中国年仅26岁的青年演员徐某因为淋巴瘤生命戛然而止，让人唏嘘。而真正引发网上讨论的，是她得病后的选择：放弃化疗，进行"中医"治疗。

从她做出这个选择到去世，不到 3 个月。

从她的微博看出，8 月初，她刚被确诊，没有选择去医院治疗，而是很高兴在烟台找到了一位"特别难得的好中医"。

但她没想到所谓的"中医治疗"也非常痛苦。从结果来看，显然是完全无效的。

她接受所谓的"中医治疗"，不仅每天被放血，还拔火罐、刮痧，导致大量毛细血管破裂，更多失血。再加上素食，她营养严重不良。

短短一个月，她就免疫系统功能全失。

当然，她们一家后来也意识到上当了。但如她所说，这世上并没有后悔药。

当最后没办法再想去接受正规治疗的时候，已无力回天。最后由于没有功能健全的免疫系统，全身多处重要器官严重感染，她不幸离世。

癌症是天灾，但这是人祸！

诚然，她得的是 T 淋巴母细胞淋巴瘤，淋巴瘤里很凶险的亚型，任何人也不能保证能治好。但在正规肿瘤医院接受治疗后，长期存活率并不低，部分患者甚至能治愈，绝不至于如此快就离去。

事情曝光后，中医自然成了众矢之的，网络上一片骂声。

但我认为，害死徐某的不是中医，是骗子！

正如害死魏则西的不是西医，不是免疫疗法，也是骗子！

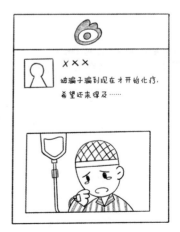

徐某遇到了打着"中医"幌子的骗子，魏则西遇到了挂着"西方先进疗法招牌"的骗子。

## 数据才是王道

我接受的是西方科学训练，所以我推崇西医系统，对中医非常挑剔。但我不会下结论"中医都是糟粕"。我对中医，更多是"哀其不幸，怒其不争"。

科学思维，很重要的一点是对没有被证明的事物同时保持"批判"和"开放"的心态。我不会支持任何没有被客观证明有效的中药或者中医疗法，但我随时做好被数据说服的准备。

盲目支持中医和盲目反对中医，都不是科学的做法。

但我们讨论中医、西医优劣的时候，对象应该是正规的医生和医疗操作，无论来自师徒制还是医学院。骗子，不在讨论范围。

就像如果讨论中国菜籽油和美国橄榄油哪个炒菜好吃，地沟油不在讨论范围内。

在科普过程中，我认识了几位中医医生。我们很多观点差异很大，经常争论。但他们也都同意遇到晚期癌症，中医必须配合西医治疗，没人敢说单独用中医疗法能治愈晚期癌症。一个也没有！

只有骗子敢！

如果有一天中医消亡，不会死在西医手里，不会死在科学家手里，一定死在骗子手里。

## 门槛极低的"中医"

为什么越来越多的人把中医等同于骗子？

因为打着中医旗号的骗子越来越多。

比真正的中医大夫多得多！也比打着西医旗号的骗子多得多！

打着中医旗号行骗太容易了。

西医有规范的系统，大家用同样的标准和数据，很容易被证伪。对西医骗子，我找几篇论文就可以戳穿谎言。但遇到中医骗子，我说再多，他只回一句："我在辨证治疗，你不懂中医。"

问题是，你懂吗？

白头发老头就是老中医吗？

会拔玻璃罐就是老中医吗？

会把动物屎、树根、草叶子一起乱炖就是老中医吗？

不是老中医变成骗子了，而是骗子都去当"老中医"了。

徐某接受的"放血＋火罐＋刮痧"疗法，在我看来，这不是中医，近似巫术。

政府决心要大力发展中医药，但骗子不除，我看不到中医复兴的任何希望。

要去除骗子，就必须使中医科学化，用固定的标准来判断专业性、判断疗效。辨证治疗也好，个性化治疗也好，西医也会，根本不是打着中医旗号瞎治乱治的借口。

## 警惕好心人

任何人得了癌症以后，身边就会冒出好多的"好心人"，积极推荐各种秘方、神药、偏方，都说得信誓旦旦，网上各种患者群里面尤其多。但一旦出事，你再去找他，多半就消失了，或者无辜地说："我也只是听说啊！""我也没说100%有效啊！"

这样的"好心人"，都是骗子。

徐某之所以选择了中医，最大原因就是怕化疗副作用，怕化疗后死得更快。我不知道她这个想法是否也来自"好心人"，但鼓吹所谓中医神药的骗子，也必然常年妖魔化手术、化疗和放疗。

我写了不少关于化疗的文章，就是希望大家能正确看待。毫无疑问，化疗副作用很强，过程很可能"生不如死"，但它之所以被全世界用了几十年，是因为很多时候是有效的！即使不能治愈，也能显著延长患者生命。我身边有无数受益于化疗的患者。

化疗是淋巴瘤治疗的重要组成部分，配合其他疗法，现在已经可以治愈很多淋巴瘤患者。在美国，霍奇金淋巴瘤5年生存率高达86%，10年生存率为80%，非霍奇金淋巴瘤差一些，但也有67%和55%。加上最近的靶向疗法、免疫疗法，越来越多的淋巴瘤成了慢性病，甚至成了可治愈的癌症。李开复患淋巴瘤后正是因为接受标准治疗，效果很好。

对于晚期癌症，免疫系统已经无能为力，这时候搞什么"综合调理""慢慢来"，纯属瞎胡闹。鬼子都杀到家门口了，你还在训练站军姿？这时，必须靠猛药"打黑"，等控制住了，再谈调养身体的事儿。徐某落到骗子手里，不仅没有"打黑"，还在"打红"，没控制癌症，反而拼命消耗免疫系统。

骗子是不会消停的，每隔一段时间就会有人跳出来说："看，这个女孩刚开始化疗就死了！大家千万不要去化疗！"

房子被人纵火，消防员来救火，最后你怪消防员把房子弄垮了？

每人都要擦亮眼睛。

愿年轻演员这样的悲剧不再重演。

# 大家为什么会被"大师"忽悠?

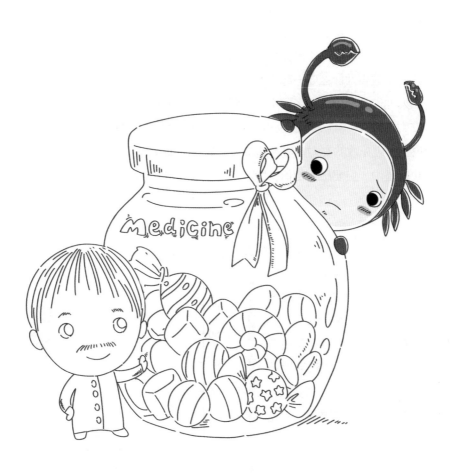

## 神奇的效果

陈二蛋生活不规律，加上压力太大，天天头痛失眠，经人介绍找到"隐居"的王大师求解。王大师"闻名天下"，号称有特异功能，能治百病。陈二蛋虔诚拜见后，大师在他头上摸了几下，给了他一些神药。果不其然，陈二蛋出门后就觉得好了很多，回家睡眠质量也明显提高，于是逢人就说王大师的好。

但其实王大师没有神功，只有演技。

70多年前的欧洲，世界大战，美国大兵李解放受伤了，被困在战场，更不幸的是，止痛片用完了，他非常痛苦。还好，一位医生找到了几粒最新式的止痛片，他吃完立刻感觉好多了，安静地睡着了。

但其实李解放吃的不是止痛片，而是维生素 C。

这两个故事为什么要一起讲？

因为他们都深刻揭示了一个科学原理：安慰剂效应！

安慰剂效应（placebo effect）：由于患者期待并相信某种治疗方法有效，而导致理论上本应无效的安慰剂显著缓解患者症状的神奇现象。

也就是说，只要患者相信，"假药"也是可以有效果的！

## 安慰剂效应

安慰剂效应听起来玄乎，但绝不是伪科学，而是一种逐渐被科学界认可的客观现象。任何治疗方法的效果，其实都由两部分组成：安慰剂效应和活性药物（疗法）效果。在很多情况下，使用理论上无效的安慰剂，比完全不使用药物有更好的效果。

安慰剂效应是如何产生的？

安慰剂效应，核心是神经

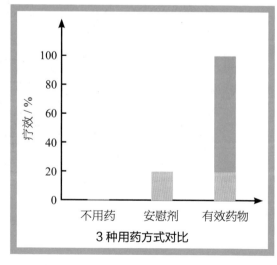

反应。

看过电影《黑客帝国》的都知道，我们的所有感受，无论是高兴、难过、爱、恨、痒、痛，各种生病难受，其实都只是神经信号而已。

特别有意思的是，一旦大脑相信药物有效，神经就会配合，释放积极信号，让患者感觉某些症状减轻了，这就是安慰剂效应。

由于安慰剂效应是神经反应，因此它对神经系统相关的症状效果最明显，比如疼痛、抑郁、头晕、失眠，等等。失眠的陈二蛋、疼痛的李解放，最容易感受到安慰剂效应。

人们对安慰剂效应的分子机制还不完全清楚，但普遍认为它的原理和正常药物的作用原理非常类似，只是一个由我们大脑自动激发，另一个由药物激发。

比如，吗啡是一种常用的镇痛药物，因为吗啡分子和大脑内的受体结合后，能产生愉悦感，从而抑制疼痛；而安慰剂效应能刺激神经产生一种天然吗啡类化合物——内啡肽，这是人体内天生存在的愉悦剂和镇痛剂，因此会产生和吗啡一样的效果。这就是为什么开篇的美国大兵李解放，吃了假的止痛片也有效。

但要注意，安慰剂效应治标不治本，它能缓解症状，但安慰剂没有活性成分，不可能治愈疾病，因此绝不能迷信。安慰剂效应可能让癌症患者疼痛减轻，精神变好，但不太可能让肿瘤缩小或者消失。

## 深远的影响

安慰剂效应，对我们生活方方面面都有深刻影响。

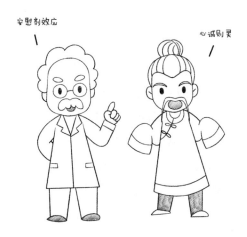

### 医生：为何要"总是去安慰"？

大众对医生总有一个误解，以为医生什么都懂，可以包治百病。但现实是非常骨感的，对于绝大多数疾病，医生是无法治愈的。

1915 年，美国名医特鲁多在纽约去世，他的墓志铭是："有时是治愈，常常是帮助，总是去安慰。"这句经典，在整整 100 年后，仍然准确地概括着医生的职责和目标。

治愈固然好，如果不能治愈，那努力帮助患者，提高患者生活质量，就是医生的根本任务，也是成功医疗的定义。

由于安慰剂效应的发现，"总是去安慰"，就不仅是一句体现人性的口号，而有了科学的支持：安慰真的会让患者感觉好一些！

英国一项问卷调查曾发现，97% 的医生都曾给患者使用过安慰剂，无论是糖片、维生素 C 还是生理盐水。给患者使用安慰剂是一种善意的而且有效的"欺骗"。

同时，安慰剂效应，证明了医患关系对医疗效果会有直接影响。

安慰剂效应产生前提是"患者相信医生，相信治疗会有效"，否则，安慰剂效应必定受影响。目前中国医患交流时间不足，矛盾不少，安慰剂效应不理想。当使用同样药物的时候，拼疗效，其实拼的是安慰剂效应。宽敞明亮的病房和微笑的医生，真的是能影响疗效的。

### 新药测试：为何要双盲试验？

正是由于安慰剂效应的发现，直接导致了目前测试新药的标准："双盲试验"的诞生。

双盲试验，有两个关键要素：

- 有两组患者，一组用安慰剂，一组用新药，对比疗效。
- 患者和医生都不知道用的是安慰剂还是新药，即所谓"双盲"。

这两种情况都和安慰剂效应有莫大的关系：

- 新药效果不能和没吃药比，而要和安慰剂比。如果和没吃药比，安慰剂看起来也会像是有效药物，糖水都可能成为抗癌新药。
- 患者如果知道吃的是安慰剂或是新药，会导致不同的"心理期望"，改变安慰剂效应的程度，无法正确评估真正的药效。同时，医生如果知道了，可能会给患者不同的暗示。因此任何新药试验必须双盲。

中药之所以不被西方接受，一个重要原因就是没有做过双盲试验。由于安慰剂效应的存在，即使一个患者吃了某中药，感觉比不吃中药的时候好，也无法说明这个中药有效。

真正的办法是找一批患者，一半吃测试中药，另一半吃无效的安慰剂中药，但患者不知道吃的是哪一种，最后由第三方来公正地统计疗效。

双盲试验是目前最公正、最科学的药效测试方法，和中西医理念无关。

**江湖骗子：心诚则灵？！**

事实上，对安慰剂效应了解最深的既不是医生也不是科学家，而是各类江湖骗子。

只不过他们给安慰剂效应取了个新名字——心诚则灵！

"你相信有效，它就可能有效，不相信，它就无效。"这不就是安慰剂效应吗？！

很多患者吃了江湖医生昂贵的神药以后，感觉好多了，也许没那么疼了，也许精神好多了。现在大家知道了，这还真可能不是串通骗人的：由于安慰剂效应的存在，患者很多症状确实可以被各种"神药"缓解，即便这些神药仅仅是不值钱的安慰剂。

这就是为什么无数的所谓大师被揭穿后，好多患者大感不解："他的药确实有效啊？！"

在你去替大师申冤之前，请跟着我默念三遍：安慰剂效应！安慰剂效应！安慰剂效应！

有些气功大师很高端，忽悠了无数娱乐圈和商界名人，好多人不理解为何会有这么多人前仆后继地上当，我只能笑笑说："只因为名人不懂安慰剂效应。"

人如果钱多又有闲，难免容易瞎想，因此不少名人的疾病都是精神层面的，这些病正是安慰剂效果最好的类型。只要真心相信"大师"，他发一下功，疼痛、紧张、失眠以及全身各处的不舒服还真可能缓解。这样一传十，十传百，神医就出现了，而且越来越神。因为信任度越来越高，安慰剂效应越来越强。

## 向大师学习

安慰剂效应，导致一个愿打，一个愿挨。

不是谁都能当"大师"。"大师"之所以成为"大师"，是因为他能建立最佳医患关系，获取患者最大的信任。当到了盲目信任的时候，安慰剂效应可以达到最大值，这时候什么药都可以是神药。

如果"大师"和医生一样，只收 10 元钱一次挂号费，我绝对支持他们，就凭安慰剂效应我就觉得值这个价格。

如果让"大师"组团到三甲医院巡回讲座，讲授和患者沟通技巧，中国医疗质量的飞跃指日可待。

从根本上消灭"大师"最有效的办法是什么？

不是严打，而是把"大师"分为主治"大师"、副主任"大师"和主任"大师"，必须发论文才能晋升。那年轻"大师"们一定天天忙得像旋转的陀螺一样，和老婆都说不上几句话，还谈什么和患者深入交流？靠安慰剂效应吃饭？想都别想。

安慰剂效应，证明了每个人的大脑都具有非凡的自我治疗能力；其实，从出生开始，每个人身体里都住着一位神医。

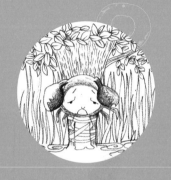

# 癌症不是绝症

人类对癌症的认识越来越深入，治疗手段也日新月异，很多癌症能够被治愈，即使无法治愈，很多患者也能带癌生存。也许在不远的将来，会有人说："还记得以前大家都以为癌症是绝症吗？真是太搞笑了！"

# 离家出走的患者，刺痛我们的心

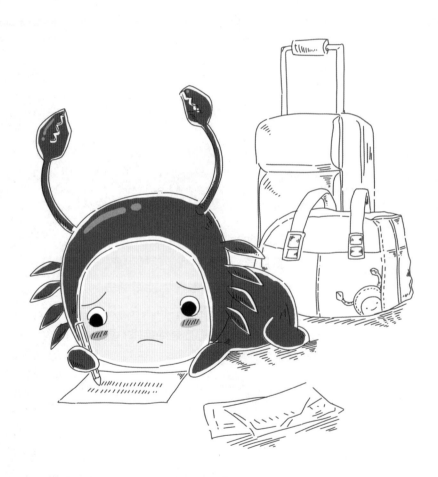

## 悲伤的消息

曾看到一则非常让人伤感的新闻：

"儿啊，爸扛不住了。爸得的是膀胱癌，膀胱里头都长满了。这个病手术得花十多万元，手术以后也不一定能好。爸一天尿二十多回，爸很痛苦。所以爸要走了，你要挺住，以后好好活着。唉，爸就这个命了，遭不起这个罪了。我走了以后，你不要找我。"

2017 年 1 月 17 日，因患膀胱癌，大连 52 岁的王某给儿子留下一张纸条和一段录音后，悄悄走出家门。两天后，19 日上午，在距其家四五公里外的小山上找到了他的遗体。

12 月 13 日查出癌症，仅仅一个月后他就结束了自己的生命，这个选择让人唏嘘不已。

坊间常说，1/3 癌症患者是吓死的。虽然这个比例值得商榷，但听到"癌症"俩字，认为必死无疑的人，不在少数。这样的判断，会让人产生巨大的恐惧，做出极端的行为，甚至提前结束生命。

王某的自杀，有自己和家庭复杂的原因，但网上造谣者难辞其咎。

对癌症的科学认识和治疗手段都日新月异，但大量对此毫无了解的人，为了博人眼球，不断向大家灌输"癌症治不治都是死""医院就是要在死之前把你榨干"这样的谣言，导致大众对"癌症"两个字的恐惧越来越深。

谎言说 100 遍，就成了真理。

如果缺乏科学思维，盲目接受信息，那很容易上当受骗。轻则破财，重则失去生命。

## 癌症不等于绝症

事实上，很多癌症早就不等于绝症。

首先，我们要了解，癌症不是一种病，而是上千种疾病的总称。不同癌症之间治疗效果差异巨大。癌症治疗在过去几十年取得了长足进步，更好的手术、化疗、放疗、靶向药物、免疫治疗等，让很多癌症被攻破。

比如甲状腺癌，10 年存活率超过 90%，绝大多数都能治愈。淋巴瘤、前列腺癌、乳腺癌等，整体存活率也都非常高。

还有各种电视剧里一旦得了就会死的白血病，其实现在治疗效果已经非常不错了。其中慢性粒细胞白血病，由于"神药"格列卫的出现，5 年存活率已经远超 90%。吃格列卫有效的患者，预期寿命已经和正常人群无异！

其实，王某患的膀胱癌，也属于治疗效果较好的类型，整体来看，5 年存活率 77%，10 年存活率 70%，15 年存活率 65%。

膀胱癌患者中很大一部分是处于 0 期和 1 期的，只需要用手术为主的方案治疗就能达到非常好的效果。0 期膀胱癌 5 年存活率高达 98%，1 期的也接近 90%，其中绝大多数都被治愈。

即使是晚期膀胱癌，很多亚型治疗效果也不错，别说一个月，高质量生活几年，甚至治愈都是有可能的。

尤其值得一提的是，科学正在飞速进步，癌症治疗手段日新月异。近年来，很火的免疫疗法、PD-1 和 PD-L1 抑制剂，对膀胱癌效果尤其不错。好几个新药都已经被 FDA 批准上市治疗晚期膀胱癌，中国国产药物也已经上市。

斯人已去，王某的膀胱癌是几期，什么亚型，有没有好的治疗办法，我们都不得而知，也无法感受他的痛苦。

我相信他做出了自己认为"最理性的选择"。但站在旁观者角度，因为膀胱癌离家出走，在家人不知道的情况下直接结束自己生命，我觉得非常遗憾。

刚被诊断癌症的时候，每个人第一反应都是恐惧、无助，甚至愤怒，这是十分正常的。事实上，这才是健康的心理反应和情绪抒发。

但冷静下来之后，了解癌症的亚型，了解治疗的选择，了解治疗的预期效果、相关费用等，才是最重要的事情。只有这样，才能做出对自己和家人最好的选择。

家人也应该积极学习患者心理学，随时关注并帮助舒缓可能出现的极端情绪波动，防止悲剧的发生。

## 即使无法治愈，也能带癌生存

即使无法治愈，癌症也不等于绝症。

很多人不知道，每年因为糖尿病死亡的人数和癌症所致死亡人数差不多，而且糖尿病目前也无法治愈。但没人会因为得了糖尿病就崩溃，没人把糖尿病称为绝症。

为什么呢？

原因就是我们知道糖尿病能控制，能长期带病生存。

我经常说，战胜癌症的目标不是消灭癌症，因为突变的癌细胞会不停地出现。我们真正的目标是把癌症变为慢性病，实现带癌生存。

对于很多晚期癌症，虽然治愈的可能性不高，但不少人都可以实现带癌生存，甚至长时间高质量地生存。

比如前面提到的格列卫，其实无法治愈慢性粒细胞白血病，但它可以让这种病被长期控制，甚至终身控制，因此即使癌细胞还在，也完全不影响正常的生活质量。

这样的癌症，自然不能称为绝症。

我相信其实每个人身边都有得癌症后存活了十年，甚至几十年的人，他们的癌症也不一定治愈，但只要没影响生活，他们就是健康人。反过来说，实际上世界上很多"健康人"一直在"带癌生存"，只是没有体检发现，自己不知道罢了。

## 降低治疗费用的关键

最后想简单谈谈癌症治疗中不可回避的费用问题。

王某的遗言中写道："这个病手术得花 10 多万元，手术以后也不一定能好。"

显然，高昂的费用是促使他做出这个选择的重要原因之一。他希望保护家人。

很多人一听到癌症很恐惧，一方面是怕疾病本身；另一方面是怕治疗会倾家荡产。

必须承认，癌症治疗费用确实是个大问题，这也是政府必须解决的难题。无论中国还是美国，都是如此。最近几年，很多新的抗癌药物都被纳入了医保，患者自费的费用降低了 80% 以上，显著降低了负担。

但我觉得光靠政府是不够的，对于个人，有什么能做的呢？

### 1. 加强筛查的意识

对于早期癌症，通常手术就可以搞定，最多加上辅助化疗，费用是非常可控的。但对于晚期癌症，由于需要综合治疗，可能需要用靶向和免疫药物，费用要高很多。

而且，早发现、早治疗的存活机会也更大。以结直肠癌为例，5 年存活率：1 期是 94%，2 期是 82%，3 期是 67%，而到了晚期 4 期就骤降到 11%。

过去 10 年，美国结直肠癌发病率以每年 3% 的速度下降，就是主要得益于肠镜筛查的普及。美国推荐 50 岁以上人群进行肠镜筛查，2000 年参与比例只有 21%，但 2015 年已经上升到 60%。在中国这个比例不到 15%，还有巨大的提高空间。

**对于筛查，有两点大家必须知道。**

**• 每一种癌症的筛查方式都是不同的。**

目前没有一种靠谱的筛查手段能检查多种癌症。如果有人宣传一种简单方法就能筛查出很多种不同癌症，100% 是忽悠。每个人都应该多了解不同癌症的筛查方式，以及推荐开始筛查的年龄（并不是越早越好）。

**• 高危人群筛查价值最高，而且需要提早筛查。**

癌症筛查对高危人群最有价值。而且如果是某类癌症的高危人群，比如吸烟者对于肺癌、乙肝携带者对于肝癌，还有各种遗传性癌症，筛查的年龄通常会推荐比普通人提前。

还是举结直肠癌的例子。对于普通人，通常推荐 50 岁开始用肠镜筛查结直肠癌，但是，如果家里有相关癌症病史，尤其是如果有直系亲属年轻时就被诊断为结直肠癌，那么推荐筛查年龄会提前到 40 岁，甚至更早。

针对膀胱癌的筛查还没有标准。理论上来讲，通过检测尿液中的一些肿瘤标记物是不错的无创筛查选择。目前好几种膀胱癌筛查方法都在临床测试之中，值得期待。

**2. 购买大病保险**

美国人癌症治疗费用是世界第一，远超中国，但由于绝大多数人有购买保险，因此癌症带给家庭的压力反而没有给中国家庭的大。

中国的医疗保险，尤其是商业保险刚刚起步，很多人没有意识到它的重要性，只有等到已经生病，需要花钱了才后悔没有买保险。在健康的时候，就给全家买上大病保险、重疾险，甚至人寿保险，是非常重要和必需的一笔投资。这能保护自己，保护家人。

## 保持乐观心态很重要

经常有人问我："乐观积极的心态能抗癌吗？"

光靠乐观当然不能直接让癌症消失，但我相信肯定对治疗有帮助。

一方面，因为人体很复杂，最近越来越多研究发现大脑情绪能直接影响免疫系统功能。一些动物模型已经提示"积极乐观的心情能增强免疫细胞功能"。这仍有待在人体证明，但绝不是天方夜谭。

另一方面，积极的心态能帮助人避免恐慌，做出理性的决定，这在抗癌治疗中恐怕才是最重要的事情。

现实中，只要能保持理性，抗癌成功的机会就已经远远超过其他人了。

# 美国"抗癌登月计划"，到底想干什么？

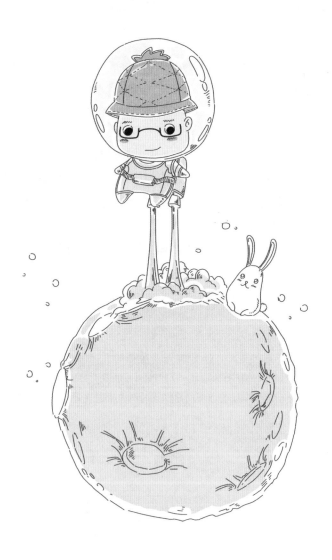

2015 年年底，奥巴马和拜登宣布美国政府再次向癌症宣战，开始"抗癌登月计划"，但是却迟迟没有说明具体行动方案，有人激动，有人焦躁，坊间传言纷纷。

终于，等了几个月后，谜底揭晓，"抗癌登月计划"公布了六大主攻方向，分别是：

- 高灵敏度癌症早期检测
- 对癌细胞和周围细胞的单细胞水平分析
- 免疫疗法及组合疗法
- 癌症疫苗
- 治疗儿童癌症的新方法
- 加强数据共享

同时公布的是由 28 位顶尖癌症研究者组成的"蓝丝带顾问委员会"，他们将协助政府总结过去几十年抗癌的经验和教训，制定新的抗癌作战方案，保证"抗癌登月计划"10 亿美元的预算用在刀刃上。让我眼前一亮的是，28 人中有一位杰出的华人科学家，美国西北大学医学院主攻癌症预防的侯丽芳教授。

有这些专家坐镇，主攻方向当然找得很准。我想简单解读一下这几个研究方向为什么重要，对癌症的预防、检测、治疗会有什么样的影响。

## 高灵敏度癌症早期检测

我们都知道，癌症是越早发现越好。早期癌症，治疗手段多，治疗效果好。对于早期癌症，医生的目标都是治愈，而对于晚期癌症，则是提高生存时间和生活质量。

但早期癌症往往难以发现，因为没有症状。

由于乳腺癌患者自己可以摸到肿块，即使没有症状也常常被早期发现，因此治愈率比较高。相反，胰腺癌极难被早期发现，经常直到转移到肝脏才出现症状，因此临床上很难治疗。

开发更好的早期癌症筛查方法价值无限，从救人角度来说，重要性超过癌症药物。正由于筛查水平的提高，过去几十年，乳腺癌、结直肠癌、宫颈癌等早期发现率大幅提升，相应的，患者治愈率、生存率也都显著提高。

但对于多数癌症，筛查人群中的早期癌症患者，仍有极大的挑战性。目前防癌体检中常使用的肿瘤标记物、影像等检查手段，由于高假阴性和假阳性，从整体来看，对于健康人群来说，效果非常有限。

我最近听过两个故事：

小 A 体检，发现肿瘤标记物上升，但无法判断肿瘤在哪里，个人和全家都极度紧张。又花了上万元，进行多项检查后，没有在肺、肝、肠、胃等地方发现任何肿瘤，医生推测可能是假阳性。小 A 一直悬着一颗心过了很多年，经常失眠，胡思乱想。

小 B 体检，发现肿瘤标记物上升，但无法判断肿瘤在哪里，个人和全家都极度紧张。又花了上万元，进行多项检查后，没有在肺，肝、肠、胃等地方发现任何肿瘤，医生推测可能是假阳性。小 B 终于放心，照常生活，不料一年后，突发淋巴瘤。

这两个故事生动展现了目前癌症筛查的痛点。小 A 筛查是失败的，筛查的假阳性，给他生活带来巨大压力；而小 B 筛查其实是成功的，但由于肿瘤标记物的非特异性，无法判断肿瘤到底是什么类型或者在哪里，加之其高假阳性，医生在检查不到肿瘤的时候，自然把真阳性当成了"假阳性"，没能成功干预癌症发生。

癌症筛查概念没错，只是我们需要研究和开发更靠谱的筛查方法，目前研究热点是各种微创的方法，比如：

- 能从血液中更准确发现微量的癌细胞特有的突变 DNA。
- 从血液、尿液、唾液中更准确地检测早期癌症相关标记物。
- 对高危人群和定向癌症种类，更简单、准确、便宜的实时监控方法（比如：吸烟人群的肺癌筛查、乙肝患者的肝癌筛查）。
- 更好区分进展迅速的恶性肿瘤和生长缓慢的良性肿瘤的标记物。
- 更精确的癌细胞特异显影和成像技术，最好能达到"看到"单个癌细胞的水平。

## 对癌细胞和周围细胞的单细胞水平分析

癌症的发生至少需要两个必要条件：

一个是产生基因突变，另一个是逃脱免疫系统监控。

每个癌症的突变不同，逃脱免疫系统监控的方法也不同，因此变化很多。世界上没有两片完全相同的树叶，也没有两个完全相同的癌症。

不止如此。

以往我们只知道两个患者的癌症是不同的，最近大量数据却证明同一个患者身上的癌细胞也是不同的。理解这种不同非常重要，比如，一个肺癌患者体内可能同时有两种完全不同的肺癌细胞，99% 对药物敏感，1% 不敏感，对这类患者用药，整体看起来肿瘤会缩小很快，但后来一定会出现抗药性。这是因为我们杀死了 99% 的敏感癌细胞，但那不敏感的 1% 癌细胞还在继续生长。

要研究不同患者之间或同一个患者身上癌细胞的不同，就要求对不同位置的癌细胞进行单细胞水平分析。

如同每个人都处在特殊社会环境中一样，每个癌细胞也处在其他细胞组成的"微环境"中。如同家人、朋友、同事影响我们成长一样，微环境调节着癌细胞的生长。因此，除了癌细胞，我们还需要分析组成微环境、支持癌症生长的各种细胞。

有时候，攻击微环境细胞，比直接攻击癌细胞杀伤力更大。

如同你看不惯某"网红"，直接去骂他（她），经常无效，甚至适得其反，他（她）越来越红，但如果你改变策略，想办法屏蔽掉他（她）所有账号，让周围粉丝无法留言点赞，他（她）可能生不如死，很快就凋零了。

## 免疫疗法及组合疗法

免疫疗法种类繁多，以目前数据来看，我个人深信未来的绝大多数癌症治疗，会是以免疫疗法为基础的"个性化组合疗法"。由于每个人癌症的特异性，没有一种疗法或者一种组合疗法能治疗所有癌症，最理想的情况下，每个人都应该有个最优的，很可能是唯一的疗法组合。

怎么找到这个组合，是个极高挑战的科学问题。除了科学问题，我们还需要解决两个大问题：

一是快速测试和评价各种疗法组合的临床试验方法；二是能让普通家庭负担得起的付费系统。

目前的很多新药在中国已经是全球最低价，但每年依然动则上十万元，甚至数十万元，组合疗法价格只会更高，很多中国家庭都是无力承受的。除了开发便宜的免疫疗法，大病保险、政府补贴、按疗效收费等方法需要同时考虑。如果突破性的疗法只有少数富人能用，社会无法和谐。

制药界有一个特别无奈的笑话："等我们得病的时候，很可能用不起自己做出来的药。"希望这不要成为现实。

## 癌症疫苗

癌症疫苗本质上也属于免疫疗法，它大体包含两类。一类是"预防性疫苗"，它们针对的不是癌细胞，而是明确致癌的病毒。通过这种疫苗，可以预防病毒感染，从而预防癌症。现在主要有两个，乙肝疫苗（>70% 肝癌由乙肝感染引起）和人乳头瘤病毒（HPV）疫苗（>99% 宫颈癌由 HPV 感染引起）。

现在科学家更关注的是第二类"治疗性癌症疫苗"。它的作用不是防止最初癌症发生，而是在肿瘤发生后，通过特异性激活针对癌细胞的免疫系统，协助癌症治疗。它可能一开始就和其他疗法一起联用，帮助缩小肿瘤，也可能在治疗后使用，帮助巩固疗效，防止癌症复发。

"治疗性癌症疫苗"中很热的一个方向要数"个性化癌症疫苗"，或者叫"新抗原（NeoAntigen）癌症疫苗"。

癌细胞的表面和正常细胞是不同的，我们称癌细胞的这些特征为"新抗原"。如果免疫细胞能识别这些"新抗原"，就能特异地清除癌细胞，而不影响正常细胞。因此，使用疫苗来激活识别"新抗原"的免疫细胞，理论上是一种高效且无副作用的抗癌神器。

让人欣喜的是，这种新抗原疫苗已经在美国和欧洲的早期临床上取得了成功，吸引了广泛关注。但和所有新疗法一样，我们还需耐心等待更大规模试验的结果。

另外，制备"新抗原疫苗"是个高难度技术活。

比如，每个患者的癌细胞都不同，每个人的"新抗原"也都不同，因此抗癌疫苗必然是高度"个性化"的，需要给每个患者开发单独的疫苗！相对以往一个药治疗大批患者的模式，这种个性化的治疗手段，无论从研究方法、技术要求、成本控制、时间管理、审批监管等方面都提出了新的挑战。

## 治疗儿童癌症的新方法

认识我的人，都知道儿童癌症在我心中的特别位置。我和向日葵儿童公益[①]的小伙伴非常高兴看到儿童癌症被列入主攻方向之一。

全世界每年大概有 30 万儿童患上各种癌症，但儿童癌症研究一直落后于其他疾病的研究。根本原因是由于儿童癌症患者数量较少，这导致样品数量不足，从基础研究到医学转化研究的实验室都比较少。更重要的原因，由于患者少，大药厂往往不愿意投入人力、物力、财力来专门研究儿童癌症，其一是临床试验很难进行，其二是因为即使做出药来也不能收回成本。加上社会对儿童癌症的关注不够，政府的动力也不足。面对儿童癌症，一方面是患者家属的无奈；另一方面是科研资源的匮乏和药物开发的停滞。只有政府关注，社会一起努力，医生、研究者、家属、政府、药厂、公益组织同时发力，才有可能为儿童癌症患者开发更多的新药，让他们早日康复。

## 加强数据共享

要想尽快攻克癌症，大家必须共享数据，按现在流行的话说，这重要得"不要不要的"。

首先，癌症有成百上千种。每个人癌症都不同，甚至一个患者身上能有多种不同癌症，这么多的变化给研究带来极大困难。每人手上的样本都是有限的，只

---

① 向日葵公益是菠萝牵头做的儿童癌症科普公益项目，网址：www.curekids.cn。

有共享数据，才能对癌症类别，包括基因突变类型，有全面的认识和把握。

其次，癌症治疗方案越来越多，临床试验数量呈指数型增长，以后将很难判断到底哪种疗法最好。只有大家共享数据，才能对各种治疗手段的效果，尤其是患者生存时间得出准确判断，达成共识，保证最好的方案成为主流。

最后，加快信息交流能推动科学进步，因为不同的人，背景知识和眼界都不同，看同样的数据，产生的结论和能转化的价值可能显著不同。同样看到美国电子商务兴起，有人开始在 Ebay（易贝）上当倒爷，马云在中国做了阿里巴巴。

但仅仅知道需要共享是不够的，没有硬件和软件技术支持，这只是空想。

比如，我们需要能大规模存储、提取、传输海量数据的平台。癌症研究早进入了大数据时代，一台 500G 硬盘的计算机只能勉强存放 5 个人的基因组数据。大量的基因和医疗数据，放到哪里？怎么上传和提取？怎么保证安全？我们需要一个能"云存储""云分析""云计算"的平台。为了更好地共享数据，大家最好在一片"云"下面。另外，患者信息都是隐私，这片"云"还必须非常安全。

我多次强调，癌症之所以难以研究和治疗，根本原因在于它是成千上万种疾病的集合。

过去几十年，虽然只攻克了少数癌症类型，但我们对癌症背后的科学理解日新月异，积累了大量知识。厚积薄发，美国政府"抗癌登月计划"是个很好的表率，它强调跨专业合作、资源共享，强调把癌症当作一个系统性疾病来研究。希望中国能以某种方式加入这样的行动中来，毕竟全球 1/4 癌症患者都在中国，我们并没有袖手旁观的资本。唯有如此，光亮才会迅速出现在黑暗隧道的前方。

# 把癌症变为慢性病，我们还有多远？

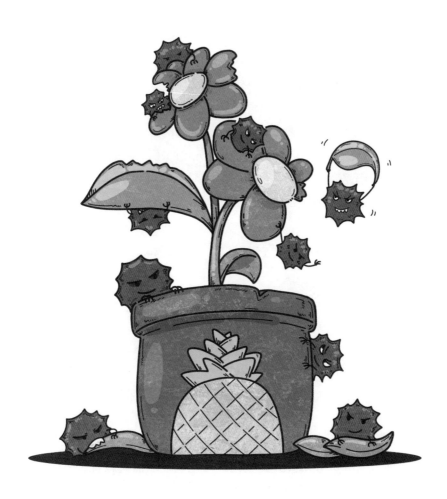

相信每个人都感觉到身边的癌症患者越来越多。

"癌症"是任何人生活中都躲不开的词。中国最新癌症报告指出，中国一年就新增 400 多万患者，死亡 280 万。

年龄是致癌第一大因素，而中国社会正快速进入老龄化，即使不考虑吸烟和环境污染等因素，在未来几十年，癌症患者数量也必将继续增多。我们和癌症的战争注定长期而艰苦。

但战争的目标是什么？

我认为，不是消灭癌症，也不是治愈癌症，而是把癌症变成慢性病。

消灭癌症并不现实。绝大多数癌症是"老年病"，是人体自然老化过程中基因突变的产物。就像我们无法阻止皱纹和老花眼的出现一样，我们无法像对待传染病一样，开发疫苗彻底阻止突变的发生。

治愈所有癌症也不现实。的确有很多乳腺癌、前列腺癌、甲状腺癌、淋巴瘤、白血病等患者治疗后顺利康复、幸福一生的鲜活例子。但这只是"少数"。癌症作为整体，依然极端顽固。以现有的知识，无论西医、中医，治愈大部分癌症都是不可能完成的任务。

我们真正的目标，是把癌症变为慢性病，用副作用小的药物，控制住它的发展。

仔细想想，大家"谈癌色变"，并非只因为它会致命，更因为觉得癌症致命快，治疗过程痛苦。

中国高血压每年导致 200 万人死亡，和癌症接近，但极少有人知道自己高血压后就崩溃的。社会上常说不少癌症患者是被"吓死的"，这虽然没有任何科学证据，但毫无疑问，心理压力显著降低了患者生存质量。如果能用副作用小的治疗方法，把癌症变为慢性病，无论是对延长患者生命，还是降低患者心理负担，抑或是提高患者生存期的生活质量，都是极为重要的。这就是我对"成功战胜癌症"的定义。

我们早已有了成功的例子。

15 年前，携带 *BCR-ABL* 突变基因的慢性髓性白血病患者 5 年存活率不到 30%。但经过 20 多年的科学研究，2001 年针对该基因突变的靶向药物"格列卫"横空出世，让罹患该病的患者 5 年存活率从 30% 一跃升到了 90%，最初尝试格列卫的一批患者已经存活了超过 20 年，统计显示，这些患者生存率和普通人群无异！

其实他们并没有被"治愈"，一旦停药，很多人的白血病就会复发。但因为格列卫是口服药，而且副作用不大，只要简单地在家按时服药，他们就可以和其他人一样正常生活，他们是带着癌细胞的"健康人"。

格列卫把慢性髓性白血病变成了一个与高血压、糖尿病一样的慢性病。虽然患者需要终身服药，但并不可怕。很多慢性髓性白血病患者，一旦知道治疗方法后，通常长舒一口气后说："还好，还好。"

这就是我们的目标。

最近几年，我们离把更多癌症变成慢性病这个目标近了一大步，因为免疫疗法出现了！

我相信绝大多数癌症患者现在都会听到"免疫疗法"这个词。

免疫疗法，相对以往的抗癌手段，有一个最本质的区别：它针对的是免疫细胞，而不是癌细胞。

"激活人体自身免疫系统来对抗癌症"是一个存在了很久的猜想。从理论上说，免疫药物相对别的药物来说有巨大优势：它不损伤而是增强免疫系统；同一种药可以治疗多种癌症，对很多患者都会有效；可以抑制癌细胞进化，减低复发率。

在过去，这只是个猜想，但近几年，革命性改变临床治疗的免疫药物终于出现了！

最令人兴奋的是近几年上市的 PD-1 抑制剂和 PD-L1 抑制剂，它们对黑色素瘤、肺癌、肾癌、头颈癌、膀胱癌、淋巴瘤等都展现了非常令人振奋，乃至震惊的效果。比如用在晚期转移的黑色素瘤患者身上时，它们让 60% 以上的患者肿瘤缩小，其中一部分甚至彻底消失超过 3 年！要知道，通常这些晚期肿瘤转移患者生存时间只能以周计算。以前药物如果能延长几个月就是胜利。

第一批尝试免疫疗法的晚期黑色素瘤患者中，已经有人活了近 15 年，而且无法再检测到癌细胞。

免疫疗法治愈癌症吗？很难讲，因为无法检测到癌细胞不代表没有癌细胞。但不容争辩的是，免疫疗法让很多患者变成带着癌细胞的"健康人"。

PD-1 抑制剂和 PD-L1 抑制剂仅仅是冰山一角。目前有成百上千个癌症免疫疗法试验正在进行，其中还包括新型免疫"鸡尾酒疗法"、前沿基因编辑细胞治疗、癌症疫苗、溶瘤病毒等。每一个临床试验的成功都将给癌症治疗带来革命。

我相信，未来几年免疫疗法还会有很多好消息。

随着医生"抗癌工具箱"里面的方法越来越多，癌症治疗将进入"精准医疗"时代，越来越强调"个体化"和"低副作用"。

更多的患者会接受"鸡尾酒疗法"：手术或放疗可以处理局部的病灶，化疗和靶向药物可以杀灭全身各处的癌细胞，免疫药物可以激活自身免疫系统，除了直接追杀癌细胞，还能用于巩固治疗，防止复发。

也许在不远的未来，会有人说："还记得以前大家都以为癌症是绝症吗？真是太搞笑了！"

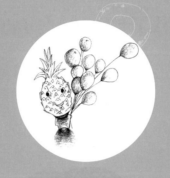

# 自己身边的故事

科学家和癌症的斗争，并不局限于实验室，而在生活的方方面面。我对癌症的理解，不仅仅来自书本和试验，也来自于身边的各种故事。菠萝身边的年轻科学家得了癌症为何如此乐观？因为他非常了解癌症，这使他不恐慌，能坚定地做出自己认为最好的选择。

# 研究癌症新药的科学家
## 得了癌症怎么办？

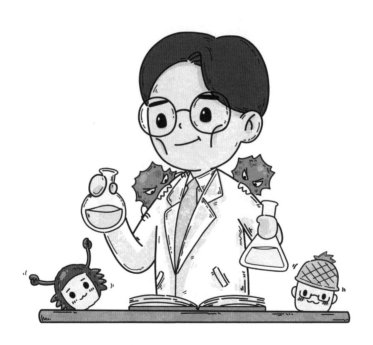

2014 年的某一天早上我打开公司邮箱，突然看到一封信，一个极其聪明、热情、亲自合成出多个抗癌新药的有机化学家朋友，刚 40 多岁，两年前发现并治疗过的早期肠癌转移了，现在被诊断为肠癌晚期。真是造化弄人。

我翻译这封信给大家看，因为它让我看到一个无限乐观、积极并专注的科学家的光辉，也再次提醒自己为什么选择了癌症生物学这个艰难的领域来消耗自己的青春。开发抗癌药物的路途是无比曲折的，但是身边不少被癌症影响的亲人朋友不断鞭策着自己勇敢向前。随时问问自己："我是不是还不够努力？"与所有癌症生物学科研人员共勉。

Subject: A New Chapter in the Fight & Still Celebrating Life

邮件标题：对抗癌症，庆祝生命的新篇章

Hi Everyone,

Well... This wasn't an e-mail I ever wanted to write – and I certainly did not plan to write to you all so soon after my last celebration E-mail!

大家好，我本来永远也没想过要写这封信的，至少我没想到在刚给大家发了庆祝邮件后马上又写这样一封信（他刚给朋友发信说他癌症诊断已经过去两年了，没有复发，生活很幸福）。

I just received the results from my latest PET-CT scan. My colon cancer has returned & I have been diagnosed Stage IV , with recurrence in both my lymph nodes as well as in my lungs. On one hand the diagnosis feels like an absurd surprise to me because I feel 100% healthy but on the other hand, since they have been watching those enlarged nodes since last August, I've had 10 months of mental preparation for this possibility.

我刚刚拿到我最新的 PET-CT 扫描结果：我的直肠癌不幸复发了。而且因为癌症已经转移到了我的淋巴和肺部，我这次被诊断为 4 级晚期直肠癌。一方面，我觉得这个结果无比荒谬，因为我感觉自己是百分之百地健康；另一方面，因为医生从去年 8 月就发现我的淋巴结肿大，于是开始了各种检测，所以理论上我已经有了 10 个月的时间来准备迎接这个坏消息。

The day I got my first PET-scan results last September showing "possible cancer" I immediately jumped out the door and ran my first ever half-marathon. 9 months later, when I got my PET-scan results confirming I am now Stage Ⅳ，I immediately ran out the door and ran my second ever half-marathon! Even after 14 miles，I never lost my breath – not too shabby for a guy with a couple of lung tumors huh? :)

去年 9 月我第一次拿到 PET-CT 扫描结果，显示我"癌症可能复发了"的那天，我忍不住马上冲出门去跑了我人生的第一次半程马拉松。9 个月以后，我再次拿到 CT 扫描结果，证实我确实得了 4 级晚期癌症后，我又马上冲出门去跑了我人生第二次半程马拉松。即使跑完超过 22 公里以后，我也完全没有觉得喘不上气，这对一个癌症晚期患者来说还不错吧？:)

Final medical plans haven't been decided yet but it looks likely that I will begin a pretty harsh chemo regimen in July after I get back from a much needed Michigan Family vacation. The great news is that it seems like my tumors are very slow growing，so if they respond to the chemo – between that & my overall great health，my doc thinks I could very well be a long term survivor in terms of prognosis – so no freaking out allowed J. That would be an incredible blessing — not only a lot more fun time with my two daughters in their childhood but also a lot more time for science to discover that CRC immunotherapy cure which many very smart scientists are working very hard on that right now!! I am an eternal optimist when it comes to science! I also find Faith in the stage Ⅳ CRC patients (some of which I met directly) who have enjoyed miracle very long term complete remissions/cures – if it can happen to them，I see no reason to assume it can't happen to me! I remain very optimistic!

我最终的治疗方案还没有确定，但是看起来我夏天和家人休假回来后就会开始接受高剂量的化疗。好消息是我的肿瘤长得非常慢，所以很可能化疗的效果会不错。这个因素加上我自己良好的身体状况，医生觉得我很可能会活很长的时间，所以请朋友们也不要太惊慌。如果真是那样，对我来说真是上天的恩赐，让我不仅能和我的两个女儿分享她们快乐的童年，而且还让我有更多的时间，与很多非常聪明、非常努力的科学家一起，来研究更好的能治愈直肠癌的免疫类药物。对于科学研究，我是个强烈的乐观主义者。我的乐观不仅来自我的专业知识，也来自于和很多直肠癌晚期患者的交流，看到他们不少人都活了很长时间，甚至有人癌症最后消失不见了！如果这种奇迹能发生在他们身上，那也可能发生在我身上！总之我是非常乐观的！

In addition to standard chemo I am actively researching clinical trials. Multiple tumor types have had incredible medical advances in the past few years – I believe firmly that they will eventually find tricks that work for colon cancer as well. For those of you in oncology/medical research – please send me a heads-up anytime you hear anything promising in clinical trials for CRC! I hope I inspire you to focus your research on CRC (hint hint J). I'll also be continuing all my complimentary therapies – I do believe they are a part of why I feel so great & why the tumors are growing so slowing, so slowly it took 10 months to diagnose them even with constant scans.

除去标准的化疗以外，我也在积极寻找新的临床试验药品。过去几年，针对多种癌症都有很多有效的新药出现。我相信对直肠癌也会有更好的药物。如果你是在做抗癌药物研究或者是肿瘤科的医生，听到任何新的有希望治疗直肠癌的临床试验，请务必告诉我。我希望这封信能让更多人专注研究直肠癌。我会继续接受常规治疗，因为我相信过去的常规治疗让我身体保持得很好，并且肿瘤长得很慢。慢到我的肿瘤要花 10 个月才能被 CT 确诊。

I remain incredibly Faithful and believe one way or another everything will work out OK – my new diagnosis hasn't shaken that a bit. My goal is to be here for my kids as long as possible (ideally for decades!), using my cancer to show them to never give up Hope (both spiritually and in terms of medical advances!), to never stop fighting for what's important and show them to never be bitter by what life throws your way. I want them to learn the same lesson my parents pummeled into me as a kid – instead of focusing on disappointing news, instead focus on all the incredibly good things we have been blessed to enjoy. For example – I already had Stage Ⅳ cancer (w/o knowing it) at Amelie & my Father-Daughter School Dance last Fall – the cancer did not take away the fact we had an awesome night together neither one of us will ever forget! With Eleni – we called her the miracle baby because hers was a very rough pregnancy in multiple ways – I had metastatic cancer the day she was born (w/o knowing it) how can I be bitter when I have had the joy of her in my life? Eleni never gave up fighting to stay alive under tough medical odds & neither will I now!

我依然保持着极度坚定的信念：无论发生了什么，一切都会好的！癌症复发的诊断并没有动摇我的这个信念：我的目标是尽量久地陪着我的孩子们，我希望能陪几十年！我要用我和癌症斗争的故事向他们诠释永远不要放弃希望，包括精神上的坚定和对医学进步的信念。不放弃努力，不因为生命中的困苦而失去乐观精神。我想让她们学到我的父母在我小时候教给我的道理：不要总是想着那些让人沮丧的消息，而要把注意力放在那些无比美好、值得感激的事物上。举个例子——去年我和大女儿在学校和她一起跳"父亲和女儿"的舞蹈时，我其实已经得了4级晚期癌症，但我当时并不知道，癌症本身并没能阻止我们在一起度过了那个美好的难以忘记的夜晚。小女儿是一个奇迹宝宝，因为她妈妈在怀她的时候出了各种状况，险象环生。在她出生的时候我的癌症事实上已经转移了，但我当时并不知道。小女儿给我的生命带来了无限的快乐，我有什么要难过的呢？她从来没有放弃抗争，奇迹般地活了下来。我今天也不会！

There is an anecdote of a young daughter asking her Dad what he planned to do after they found out he had Stage Ⅳ cancer. His reply: I plan on reading you your bedtime book tonight and waking up tomorrow morning like I always do! Life in all its fun goes on.

我想给大家讲一个小故事。有一个小女孩问她的爸爸，当他知道自己得了4级晚期癌症后打算做些什么。她爸爸的回答是：我打算和往常一样，在今晚你睡觉前给你读一个故事，然后明天早上和往常一样醒来！无论发生什么，生活依然要继续，并且要充满乐趣。

I don't plan on giving any more regular updates by mass e-mail but please do feel free to contact me anytime & ask anything you want — I seriously love hearing from people! Also feel free to forward this e-mail, I know I have accidently missed people that have been very supportive the past 2 years.

我不打算以后用群发邮件的方式给大家更新我的状况。但是欢迎大家任何时候跟我联系，想问我什么都行——我是真的很高兴收到你们的信！也欢迎大家转发这封邮件，我可能不小心漏掉了一些在过去两年中非常支持我的朋友。

I wanted to close again with the picture of me, Amelie & Eleni taken on our June 4th celebration of life. We're going to fight to keep on celebrating life together for a long more time. And I am still celebrating being a Cancer Survivor — being one starts the minute you first hear your diagnosis!

我想在最后给大家看看我和我的女儿们在 6 月 4 号拍的庆祝照片。我们将相守在一起，在未来很长时间里和癌症病魔斗争，并且一直感恩。同时我会每一天都继续庆祝我是癌症幸存者——这从两年多前，我听到得了癌症的消息那一刻就开始了。

Thank you all (friends，family，Church，colleagues) for the incredible support and prayers I & my family have gotten over the past 2 years! I also couldn't have survived these challenges with a smile on my face without my incredible wife!

谢谢大家（朋友、家人、教友、同事），感谢你们在过去的两年对我和我家人无限的支持和祈祷。我想特别感谢我的妻子，没有她，我不可能一直微笑面对生命中的这么多挑战。

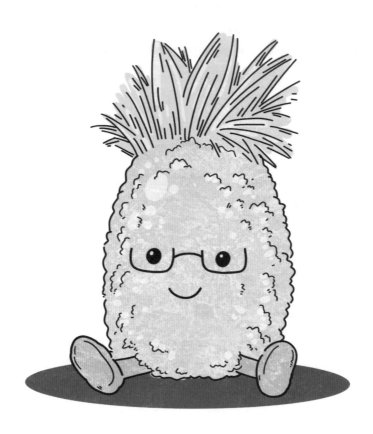

# 菠萝的骨髓捐献笔记

# 2012 年 10 月 10 日

## 6 个月前：

今年早些时候，波士顿地铁站的地铁坏了，于是我在地铁站门口百无聊赖，有人在发传单介绍 National Marrow Donor Program（国家骨髓捐献项目），大致就是说现在捐献骨髓的大多是 40 岁左右的人，年轻人很少，希望能有更多的年轻人加入。到了办公室随手看了一下他们的网页，www.marrow.org，突然有一种冲动，于是就网上填表决定加入了。

加入的过程很简单，首先在网上填一些基本的个人和健康信息，提交成功后，几天之内他们给我寄来了一个小盒子，里面有棉签和一些别的密封袋子。用棉签在嘴里刮两下，有一些口腔上皮细胞会黏附在上面，然后把棉签封好，用他们给的信封寄回去就搞定了，整个过程不到两分钟。很多人以为加入骨髓库需要抽血或者骨髓样品，其实在美国不需要去医院，真的非常简单。

他们有了我的上皮细胞，就能提取 DNA，检测我的遗传特征，就是所谓的配型，这个特征大概可以理解为 10 位的一个密码，如果其中的 8 位能和患者一致，就有可能被选为捐献者，当然如果真正要捐献的时候还有很多别的要求，比如不能有别的遗传病，不能有感染性疾病或糖尿病等。总之，当遗传特征数据被检测完毕后，我的信息就正式记录在他们的系统里面了，骄傲地成为他们全世界近 1200 万名志愿者之一。

## 3 个月前：

这件事情其实慢慢地就被我淡忘了，因为大约 500 个志愿者中才有 1 个人一辈子有机会成为捐献者。不想在 3 个月前，我突然收到一封邮件，说我可能和一个患者的特征符合，问我是否愿意进行下一步的血液检测，我当时非常兴奋，有一种中奖的感觉，当然说愿意。后来知道他们在这一步会挑选多名可能的志愿者进行检测。出于对患者隐私的保护，我只知道患者是位 3 岁的小女孩，其他的信息一概不知，比如她在哪里？是不是中国人？得了什么病之类的。其中一些信息可能一辈子都不会知道。

检测一般在附近医院进行，但是由于我工作很忙而且没有车，后来他们专门派了一名护士周一的大清早到我的公司，找了个办公室抽走了我5大管，大概80mL血。护士态度很好，让我觉得他们对志愿者是很重视的。接下来他们就是对所有可能的候选人血液进行详细的检查，看哪一个是最好的。

## 1个星期前：

其实等待时间里我还是挺紧张的，不是怕要捐骨髓，而是怕万一查出点什么毛病来。万一真要捐献，我其实也不知道怎么办，前面都只是靠激情，到了关键时候还是两眼一抹黑。不想这一等就是2个月，我心想那肯定是没匹配上，有点失落。谁知上周出差的时候突然又收到信，说检测结果出来了，想和我再谈谈。

## 1天前：

昨天一早给他们回电话，谁料想第一句就是我被选中了！

对方医生想让我下个月就捐献骨髓，但表示我可以选择退出。我当时脑子真是一片空白，因为这件事情真的要发生了！我回答说需要两天时间和家人商量一下，他们表示理解。挂了电话有点紧张，但也很高兴，因为知道了我肯定是健康的，要不然也选不上。

打电话给老婆还有爸妈，他们都表达了谨慎的支持，因为大家确实对这件事情都不是那么了解，很怕有后遗症什么的。我自己也到网上看了很多的资料，尤其是捐献者的记录，知道骨髓捐献手术后1~2个星期会有骨头的剧痛，得靠止痛片，但是1个月以后就应该基本恢复了，只是不知道什么时候才能再打篮球。同时我也联系了杜克大学医院负责骨髓移植的一个医生，咨询了一些问题，知道了捐献骨髓时候出现严重副作用的可能性大概是1.34%，主要的问题是麻醉事故，还有骨头穿刺过程中的一些误操作。平时我会觉得1.34%的概率简直可以忽略，但是真正自己遇到的时候觉得1.34%概率好高啊！

到了这个时候，想退缩是很难的，因为你已经知道自己可能救活一个人，如果退缩了，就像你害了她一样，这样的道德压力是巨大的。爸妈一直很担心，但是老婆最终给了我很大的鼓励。于是我决定第二天给他们打电话，预约下一步更加仔细的身体检查。

今天：

今天一早就给他们打了电话说我决定捐献，可以感觉到电话那头很高兴，我也挺激动的。同时这个时候我知道了小女孩得的是严重的地中海贫血症，骨髓移植是唯一的治愈办法，我这个电话同意后，他们那边就要开始做彻底的化疗清髓，去除患者自身的免疫系统了。

我人生中最值得纪念的事情之一也正式开始了。下一步等待我的是什么呢？

# 2012 年 10 月 16 日

以前谈起骨髓，我的第一反应总是小时候啃的猪大腿骨，我超爱吃里面的骨髓。所以谈到骨髓捐赠，我总是在想象一个巨大的针管戳到我的脊柱或者大腿骨里面。其实骨髓捐赠需要的是骨髓里面的造血干细胞，所以应该叫"造血干细胞捐赠"更合适，抽取骨髓最佳的地方之一是髂骨（在后背的腰部上面一点），因为那里造血干细胞很丰富，而且神经比较少，风险小一些。捐赠的时候，医生会在骨头上打几个小洞，然后用特别的针头去抽取骨髓。一般成年人有 3kg 的骨髓，捐献量一般是 5%。

其实现在需要抽取骨髓的时候已经很少了，多数都是采取新技术，叫作外周血造血干细胞分离。就是给捐赠者左右手臂分别插一根管子，血从一头流出来，通过特殊的仪器，造血干细胞被分离出来，其他的部分，例如血浆、红细胞，还原封不动地送回体内。这个过程不需要手术，也不需要麻醉，所以是更加简单的办法。但是这个医生特别要求传统骨髓捐赠，据说是对小孩来说，传统骨髓移植成功率比外周血造血干细胞移植高一些。既然如此，我也就只能让他们在我背后戳几个洞了。

今天我和骨髓捐赠中心的人通了一个小时的电话，确认了捐赠时间，更重要的是，他们给我详细描述了从现在开始到捐赠结束会发生的事情。

## 捐赠前：

我签了一大堆的表格，表示自己理解了手术过程和风险、确认要捐赠等。表中印象最深的一句话是："你在任何时候都可以选择退出，但是请记住，如果患者开始化疗清髓后，你选择退出，患者多半都会死亡。"还有一些选择性参与的项目，比如留一些血液样品给他们做别的研究，参与一个 10 年的跟踪实验看捐献骨髓对身体的长期影响，等等。

然后这周还要去医院做一个超级详细的体检，最后再确认一遍我的身体合格，能够捐赠。X 线片、心电图、血液和尿液检查等，反正能想到的都会查一遍。同时我也会第一次见到给我做手术的医生，我相信我到时候会有很多问题要问。身体没问题的话，就等着捐赠那一天了。

与此同时，不知道身在哪里的患者会开始为期 10 天的高强度化疗，杀死自身的血液细胞，包括免疫细胞，然后就一直待在无菌的隔离病房里面，等着我的骨髓到来。化疗很痛苦，而且在这过程中，他们随时有可能被感染，由于没有了任何免疫细胞，会非常危险。所以每次当我担心自己手术的风险和疼痛的时候，我都会想起那个小女孩承受着百倍的疼痛和风险。幸好她才 3 岁，以后应该什么都不会记得。

## 捐赠当天：

一大早就要到医院报到，准备手术，手术要 1~2 个小时，静脉注射的全身麻醉，所以我到时候估计什么都不会记得。手术结束了会送我到观察室待一天一夜，如果没什么问题的话，第二天一早就可以回家了。顺便广告：由于我老婆到时候不在，需要有人来友情看护、送饭、讲故事等。饭钱可以报销，50 美元一天，同时可以免费参观美国排名数一数二的医院，甚至可以在医院小床上睡一晚。如此优厚的条件，您还在等什么？

他们给我买了最全面的保险，包括医疗保险、意外残疾保险、意外死亡保险，全部都填了老婆为受益人。另外，我问了一下能不能找朋友拍个视频留念，他们说不行，因为怕我放到网上，揭露了我捐赠的地点。看来捐赠者的隐私也是被严格保护的。

## 捐赠后：

我以为这么大的手术后至少要休息 1 周。结果他们说因为我手术是周四，他们推荐我周五请假，然后周六、周日继续休息，周一就可以去上班了！！！我说不会吧？你们美国人也太猛了。对方说除非我是建筑工地上搬砖的，否则休息两天足够了。如果真是如此，这消息倒是振奋人心，说明这手术真的不算什么。所以我越发觉得骨髓捐赠没什么可怕的。

虽然可以上班，运动是绝对禁止的，有身体接触的运动更是不行，这对我这种喜欢打篮球的人来说是很糟糕的事情。幸好大学篮球联赛和美国职业篮球赛都要开始了，我还能在家里看篮球过瘾。

# 2012 年 10 月 18 日

昨天第一次去了我要接受手术的医院，计划见见要给我做手术的医生，同时也做最后一次体检。

因为要同时从左右两边的髂骨抽取骨髓，要给我做手术的其实是两个人，一个医生、一个护士。结果昨天我确实见到了一个医生、一个护士，但是后来发现他们俩都不是要给我做手术的人，有点小失望。不过问到了更多的细节，其中有一些挺让人紧张的：

（1）到时候他们会抽出总共 1000mL（1L）左右的液体，我说我全身才 3L 骨髓，你抽走 1L 也太多了吧？他们说这 1L 中只有 10%~20% 是骨髓，另外的 80%~90% 是血液和组织液。无论如何，从自己身体里面抽出 1L 液体，不管是什么，都挺瘆人的。

（2）由于每次针头进去只能抽出 5~10mL 液体，他们需要抽 100 多次，从皮肤进去的时候他们会尽量从同一个口进去，但到骨头的时候就没法保证了，所以我的骨头上最后会留下 100 多个小针眼！密集恐惧症的人想想就吓死了。

（3）手术可以选择全身麻醉和局部麻醉，我想我是会选择全身麻醉的，毕竟很难想象清醒着被扎 100 多次的感受。

（4）手术大概 2 小时，然后会被送到监护室待 2 小时，如果顺利清醒过来，再会被送到恢复室，这时候我才能够见到亲人、朋友。所以有 4 小时，我要独自等待了。手术后第二天一早还要做一系列的检查，大概 11 点左右会被送回家。

（5）手术后两周内不能举超过 4.53kg（10lb）的东西，所以想找我帮忙搬家的同学没希望了。但是一个月后就可以开始恢复性地体育活动，包括篮球！看来我 2012 年还有一定的希望能重返球场。

即使被吓了个半死，到这个份上，只要不是一命换一命，我也只能上了。于是他们高兴地把我送去做体检，包括 4 项：心电图、X 线胸透、尿检和血检。前面 3 个都很简单，一共不到半小时就搞定了，但是血检又给了我一个"惊喜"：刚走进去，我就被告知，今天一共要被抽 600mL 血液。我说："你不是闹着玩儿的吧，我下午还得上班呢。"他说那没办法，让我自求多福吧。

这 600mL 血液，其中 100mL 要被用于做 16 项各种各样的检验，另外 500mL 是预备在我手术以后输给我自己的。这样大量输血，有助于捐赠骨髓后身体的快速恢复。现在反正血是满的，抽走 500mL，手术前就能恢复得差不多，这相当于白白多了 500mL 自己的血，赚了。

他问我献过血吗？我说大学献过一次 200mL，他说 200mL 能干什么？美国都是 400mL 起。我说你们美国人营养太好了。抽血的时候护士（一名老头）一直在陪我聊天，各种闲聊，我说："你笑话好多啊"，他说："是啊，你们做动物实验的时候不也是互相瞎聊天吗？"这个时候我真的觉得我很像小白鼠。

我的血流得比想象的快很多，最开始完全是喷涌而出，3 分钟不到，600mL 就满了。600mL 是我全身血量的 15%~18%。抽完以后我其实当时并没有什么反应，喝了两瓶免费果汁就被送出医院。回到公司，我果断吃了一个 6 块钱的盒饭，好像胃口也没有很好。下午在实验室做实验的间隙一直持续地喝水吃东西。这种有借口可以狂吃东西的感觉真好！

我正吃得高兴的时候，突然收到来自医院的一个电话，说少抽了 3 管血，让我赶快回去一趟，要不那 500mL 就白抽了。不是号称是美国最好的医院吗？这么不靠谱！心中骂了很多遍以后，我还是乖乖地去了医院，还是那名护士又扎了我一次，抽走 25mL 血液，唯一的收获是又喝了一瓶免费的果汁。

这次抽完血以后反应迅速就来了，我整个腿都在发软，坐了一会儿站起来头也会发晕，有点像连续打几个小时篮球以后回家的感觉。下班后我果断去中国城买了一堆零食自我犒劳。

今天一早起来，腿还在持续发软，不管怎么说，骨髓捐赠的最后一步准备工作算是结束了，现在就等着那一天了！

# 2012 年 10 月 27 日

如果说生活也有戏剧性，那我赶上了，或者用一个流行的说法，我猜到了开头，没有猜到结局。

今天收到消息，说骨髓捐赠手术被取消了，问及原因，他们说："The patient is no long available"（患者已经不在了）。再追问，他们不愿透露细节，但从满口的"unfortunate，sorry，her parents want to thank you"（很不幸，也很遗憾，她的父母想谢谢你）。一切尽在不言中。

昨天刚收到我的全面体检报告，还在和他们联系手术的细节，还在安排老婆来波士顿的事宜，现在一切都只好取消了。一个戛然而止的结局，带走了我一个期望，但也带走了亲人的担忧。骨上没有被戳 100 个洞，心中却留下了无限遗憾。

最后再说一下，在美国 1000 多万登记的骨髓捐赠志愿者中，亚裔比例非常低，中国的骨髓库也小得可怜。这可能也是为什么我很快就被选中的原因之一，也许我并不是完美配型，但没有更好的选择了。

希望下次能听你讲一个更完美的故事。

# 参考文献

[1]  METZGER M, REINISCH C, SHERRY J, et al. Horizontal transmission of clonal cancer cells causes leukemia in soft-shell clams[J]. Cell, 2015, 161(2): 255-263.

[2]  ZHOU C. Lung cancer molecular epidemiology in China: recent trends[J]. Transl Lung Cancer Res, 2014, 3(5): 270-279.

[3]  YOCK T I, BHAT S, SZYMONIFKA J, et al. Quality of life outcomes in proton and photon treated pediatric brain tumor survivors[J]. Radiother Oncol, 2014, 113(1): 89-94.

[4]  YADAV M, JHUNJHUNWALA S, PHUNG Q T, et al. Predicting immunogenic tumour mutations by combining mass spectrometry and exome sequencing[J]. Nature, 2014, 515(7528): 572-576.

[5]  WARREN G W, ALBERG A J , KRAFT A S ,et al. The 2014 Surgeon General's report: "The health consequences of smoking — 50 years of progress": a paradigm shift in cancer care[J]. Cancer,2014, 120(13): 1914-1916.

[6]  SOLOMON B J, MOK T, KIM D-W, et al. First-line crizotinib versus chemotherapy in ALK-positive lung cancer[J]. N Engl J Med, 2014, 371(23): 2167-2177.

[7]  SNYDER A, MAKAROV V,MERGHOUB T, et al. Genetic basis for clinical response to CTLA-4 blockade in melanoma[J]. N Engl J Med, 2014, 371(23): 2189-2199.

[8]  SHI Y, AU S K, THONGPRASERT S, et al. A prospective, molecular epidemiology study of EGFR mutations in Asian patients with advanced non-small-cell lung cancer of adenocarcinoma histology (PIONEER) [J]. J Thorac Oncol, 2014, 9(2): 154-162.

[9]  SHEN L,JI H F. Ceritinib in ALK-rearranged non-small-cell lung cancer[J]. N Engl J Med, 2014, 370(26): 2537.

[10]  SHAW A T, ENGELMAN J A. Ceritinib in ALK-rearranged non-small-cell lung cancer[J]. N Engl J Med, 2014, 370(26): 2537-2539.

[11]  SAYIN  V I, IBRAHIM M X, LARSSON E, et al.Antioxidants accelerate lung cancer progression in mice[J]. Sci Transl Med, 2014, 6(221): 221ra15.

[12]  MITIN  T A,ZIETMAN L. Promise and pitfalls of heavy-particle therapy[J]. J Clin Oncol, 2014, 32(26): 2855-2863.

[13]  MENDENHALL  N P, HOPPE B S,  NICHOLS R C, et al.Five-year outcomes from 3 prospective trials of image-guided proton therapy for prostate cancer[J]. Int J Radiat Oncol Biol Phys, 2014, 88(3): 596-602.

[14] MAUDE S L, FREYN, SHAW P A, et al. Chimeric antigen receptor T cells for sustained remissions in leukemia[J]. N Engl J Med, 2014, 371(16): 1507-1517.

[15] LIN Y, ZHANG H P, LIANG J K, et al. Identification and characterization of alphavirus M1 as a selective oncolytic virus targeting ZAP-defective human cancers[J]. Proc Natl Acad Sci U S A, 2014, 111(42): E4504-4512.

[16] HERBST R S, SORIA J-C, KOWANETZ M, et al. Predictive correlates of response to the anti-PD-L1 antibody MPDL3280A in cancer patients[J]. Nature, 2014, 515(7528): 563-567.

[17] GUBIN M M, ZHANG X, SCHUSTER H, et al. Checkpoint blockade cancer immunotherapy targets tumour-specific mutant antigens[J]. Nature, 2014, 515(7528): 577-581.

[18] GRAGERT L, EAPEN M, WILLIAMS E, et al. HLA match likelihoods for hematopoietic stem-cell grafts in the U.S. registry[J]. N Engl J Med, 2014, 371(4): 339-348.

[19] BRASTIANOS P K, WEINER A T ,MANLEY P E,et al. Exome sequencing identifies BRAF mutations in papillary craniopharyngiomas[J]. Nat Genet, 2014, 46(2): 161-165.

[20] BONADIES D C, BRIERLEY K L, BARNETT R E, et al. Adverse events in cancer genetic testing: the third case series[J]. Cancer J, 2014, 20(4): 246-53.

[21] HAYES A W. Retraction notice to "Long term toxicity of a Roundup herbicide and a Roundup-tolerant genetically modified maize" [J]. Food Chem Toxicol, 2014, 63: 244.

[22] WOLCHOK J D, KLUGER H, CALLAHAN M K, et al. Nivolumab plus ipilimumab in advanced melanoma[J]. N Engl J Med, 2013, 369(2): 122-133.

[23] WATSON I R, TAKAHASHI K, FUTREAL P A, et al. Emerging patterns of somatic mutations in cancer[J]. Nat Rev Genet, 2013, 14(10): 703-718.

[24] VACCHELLI E, EGGERMONT A, SAUTES-FRIDMAN C, et al. Trial watch: Oncolytic viruses for cancer therapy[J]. Oncoimmunology, 2013, 2(6): e24612.

[25] SHI Y, ZHANG L, LIU X, et al. Icotinib versus gefitinib in previously treated advanced non-small-cell lung cancer (ICOGEN): a randomised, double-blind phase 3 non-inferiority trial[J]. Lancet Oncol, 2013, 14(10): 953-961.

[26] NIXON I J, GANLY I, PATEL S G, et al. The results of selective use of radioactive iodine on survival and on recurrence in the management of papillary thyroid cancer, based on Memorial Sloan-Kettering Cancer Center risk group stratification[J]. Thyroid, 2013, 23(6): 683-694.

[27] LI Y, YANG T, WEI S, et al. Clinical significance of EML4-ALK fusion gene and association with EGFR and KRAS gene mutations in 208 Chinese patients with non-small cell lung cancer[J]. PLoS One, 2013, 8(1): e52093.

[28] LAWRENCE M S, STOJANOV P, POLAK P, et al. Mutational heterogeneity in cancer and the search for new cancer-associated genes[J]. Nature, 2013, 499(7457): 214-218.

[29] HAMID O, ROBERT C, DAUD A, et al. Safety and tumor responses with lambrolizumab (anti-PD-1) in melanoma[J]. N Engl J Med, 2013, 369(2): 134-144.

[30] CHUNG C S, YOCK T I, NELSON K, et al. Incidence of second malignancies among patients treated with proton versus photon radiation[J]. Int J Radiat Oncol Biol Phys, 2013, 87(1): 46-52.

[31] ARCILA M E, NAFA K, CHAFT J E, et al. EGFR exon 20 insertion mutations in lung adenocarcinomas: prevalence, molecular heterogeneity, and clinicopathologic characteristics[J]. Mol

Cancer Ther, 2013, 12(2): 220-229.

[32] WANG Y C, WEI L J, LIU J T, et al. Comparison of Cancer Incidence between China and the USA[J]. Cancer Biol Med, 2012, 9(2): 128-132.

[33] TOPALIAN S L, HODI F S, BRAHMER J R, et al. Safety, activity, and immune correlates of anti-PD-1 antibody in cancer[J]. N Engl J Med, 2012, 366(26): 2443-2454.

[34] SERALINI G E, CLAIR E,MESNAG R ,et al. Long term toxicity of a Roundup herbicide and a Roundup-tolerant genetically modified maize[J]. Food Chem Toxicol, 2012, 50(11): 4221-4231.

[35] LIM S S, VOX T,FLAXMAN, A D, et al. A comparative risk assessment of burden of disease and injury attributable to 67 risk factors and risk factor clusters in 21 regions, 1990-2010: a systematic analysis for the Global Burden of Disease Study 2010[J]. Lancet, 2012, 380(9859): 2224-2260.

[36] GOVINDAN R, LI D, GRIFFITH M, et al. Genomic landscape of non-small cell lung cancer in smokers and never-smokers[J]. Cell, 2012, 150(6): 1121-1134.

[37] AN S J, CHEN Z H, JIAN S, et al. Identification of enriched driver gene alterations in subgroups of non-small cell lung cancer patients based on histology and smoking status[J]. PLoS One, 2012, 7(6): e40109.

[38] ZAVA T T, ZAVA D T. Assessment of Japanese iodine intake based on seaweed consumption in Japan: A literature-based analysis[J]. Thyroid Res, 2011, 4: 14.

[39] WAGLE N, EMERY C, BERGER M F, et al. Dissecting therapeutic resistance to RAF inhibition in melanoma by tumor genomic profiling[J]. J Clin Oncol, 2011, 29(22): 3085-3096.

[40] SEQUIST L V, WALTMAN B A, DIAS-SANTAGATA D, et al. Genotypic and histological evolution of lung cancers acquiring resistance to EGFR inhibitors[J]. Sci Transl Med, 2011, 3(75): 75ra26.

[41] RAMAEKERS B L T , PIJLS-JOHANNESMA M, JOORE M A, et al. Systematic review and meta-analysis of radiotherapy in various head and neck cancers: comparing photons, carbon-ions and protons[J]. Cancer Treat Rev, 2011, 37(3): 185-201.

[42] PEDERSON T,MUKHERJEE S. The Emperor of All Maladies A Biography of Cancer[J]. Science, 2011, 332(6028): 423-423.

[43] MOELLER B J, CHINTAGUMPALA M, PHILIP J J, et al. Low early ototoxicity rates for pediatric medulloblastoma patients treated with proton radiotherapy[J]. Radiat Oncol, 2011, 6: 58.

[44] MILLER L H,SU X. Artemisinin: discovery from the Chinese herbal garden[J]. Cell, 2011, 146(6): 855-858.

[45] KANTOFF P W ,HIGANO C S, SHORE N D, et al. Sipuleucel-T immunotherapy for castration-resistant prostate cancer[J]. N Engl J Med, 2010, 363(5): 411-422.

[46] DOMCHEK S M, FRIEBE T M, SINGER C F, et al. Association of risk-reducing surgery in BRCA1 or BRCA2 mutation carriers with cancer risk and mortality[J]. JAMA, 2010, 304(9): 967-975.

[47] SAWKA A M, THABANE L, PARLEA L, et al. Second primary malignancy risk after radioactive iodine treatment for thyroid cancer: a systematic review and meta-analysis[J]. Thyroid, 2009, 19(5): 451-457.

[48] LITTLE M P. Cancer and non-cancer effects in Japanese atomic bomb survivors[J]. J Radiol Prot, 2009, 29(2A): A43-59.

[49] LAWENDA B D, KOCH A,MEAD M, et al. Should supplemental antioxidant administration be avoided

during chemotherapy and radiation therapy? [J]. J Natl Cancer Inst, 2008, 100(11): 773-783.

[50] DISHOP M K,KURUVILLA S. Primary and metastatic lung tumors in the pediatric population: a review and 25-year experience at a large children's hospital[J]. Arch Pathol Lab Med, 2008, 132(7): 1079-1103.

[51] BALLEN K K, BARKER J N, STEWART S K, et al. Collection and preservation of cord blood for personal use[J]. Biol Blood Marrow Transplant, 2008, 14(3): 356-363.

[52] SCHODER H,GONEN M. Screening for cancer with PET and PET/CT: potential and limitations[J]. J Nucl Med, 2007, 48 Suppl 1: 4S-18S.

[53] MCLAUGHLIN J R, RISCH H A, LUBINSKI J, et al. Reproductive risk factors for ovarian cancer in carriers of BRCA1 or BRCA2 mutations: a case-control study[J]. Lancet Oncol, 2007, 8(1): 26-34.

[54] KELLY E,RUSSELL S J. History of oncolytic viruses: genesis to genetic engineering[J]. Mol Ther, 2007, 15(4): 651-659.

[55] EAPEN M, RUBINSTEIN P, ZHANG M J, et al. Outcomes of transplantation of unrelated donor umbilical cord blood and bone marrow in children with acute leukaemia: a comparison study[J]. Lancet, 2007, 369(9577): 1947-1954.

[56] BJELAKOVIC G, NIKOLOVA D, GLUUD L L, et al. Mortality in randomized trials of antioxidant supplements for primary and secondary prevention: systematic review and meta-analysis[J]. JAMA, 2007, 297(8): 842-857.

[57] PEARSE A M,SWIFT K. Allograft theory: transmission of devil facial-tumour disease[J]. Nature, 2006, 439(7076): 549.

[58] MURGIA C, PRITCHARD J K, SU Y K, et al. Clonal origin and evolution of a transmissible cancer[J]. Cell, 2006, 126(3): 477-487.

[59] GARBER K. China approves world's first oncolytic virus therapy for cancer treatment[J]. J Natl Cancer Inst, 2006, 98(5): 298-300.

[60] DRUKER B J, GUILHOT F, O'BRIEN S G, et al. Five-year follow-up of patients receiving imatinib for chronic myeloid leukemia[J]. N Engl J Med, 2006, 355(23): 2408-2417.

[61] LUNDKVIST J, EKMAN M, ERICSSON S R, et al. Cost-effectiveness of proton radiation in the treatment of childhood medulloblastoma[J]. Cancer, 2005, 103(4): 793-801.

[62] LUDWIG A, WEINSTEIN J N. Biomarkers in cancer staging, prognosis and treatment selection[J]. Nat Rev Cancer, 2005, 5(11): 845-856.

[63] VAN DER ZEE. Heating the patient: a promising approach? [J]. Ann Oncol, 2002, 13(8): 1173-1184.

[64] SRIVASTAVA S R. Gopal-Srivastava, Biomarkers in cancer screening: a public health perspective[J]. J Nutr, 2002, 132(8 Suppl): 2471S-2475S.

[65] MIRALBELL R, LOMAX A, CELLA L,et al. Potential reduction of the incidence of radiation-induced second cancers by using proton beams in the treatment of pediatric tumors[J]. Int J Radiat Oncol Biol Phys, 2002, 54(3): 824-829.

[66] NISHIMURA H, NOSE M, HIAI H ,et al. Development of lupus-like autoimmune diseases by disruption of the PD-1 gene encoding an ITIM motif-carrying immunoreceptor[J]. Immunity, 1999, 11(2): 141-151.

[67] PATTERSON R E, WHITE E, KRISTAL A R, et al. Vitamin supplements and cancer risk: the epidemiologic evidence[J]. Cancer Causes Control, 1997, 8(5): 786-802.

[68] JHA P, FLATHER M, LONN E, et al. The antioxidant vitamins and cardiovascular disease. A critical review of epidemiologic and clinical trial data[J]. Ann Intern Med, 1995, 123(11): 860-872.

[69] FERRARA J L,ABHYANKAR S,GILLILAND D G.Cytokine storm of graft-versus-host disease: a critical effector role for interleukin-1[J]. Transplant Proc, 1993, 25(1 Pt 2): 1216-1217.

[70] NEWCOMB P A, CARBONE P P. The health consequences of smoking: Cancer[J]. Med Clin North Am, 1992, 76(2): 305-331.

[71] MARTUZA R L, MALICK A, MARKERT J, et al. Experimental therapy of human glioma by means of a genetically engineered virus mutant[J]. Science, 1991, 252(5007): 854-856.

[72] ROSENBERG S A , LOTZE M T, MUUL L M,et al. Observations on the systemic administration of autologous lymphokine-activated killer cells and recombinant interleukin-2 to patients with metastatic cancer[J]. N Engl J Med, 1985, 313(23): 1485-1492.

[73] MORAHAN P S, SCHULLER G B, SNODGRASS M J ,et al. Paradoxical effects of immunopotentiators on tumors and tumor viruses[J]. J Infect Dis, 1976, 133 Suppl: A249-255.

[74] YOHN D S, HAMMON W M, ATCHISON R W,et al.Oncolytic potentials of nonhuman viruses for human cancer. Ⅱ. Effects of five viruses on heterotransplantable human tumors[J]. J Natl Cancer Inst, 1968, 41(2): 523-529.

[75] MOORE A E. Effects of viruses on tumors[J]. Annu Rev Microbiol, 1954, 8: 393-410.

[76] SOUTHAM C M,MOORE A E. Clinical studies of viruses as antineoplastic agents with particular reference to Egypt 101 virus[J]. Cancer, 1952, 5(5): 1025-1034.

[77] CBSnews .Killing Cancer[EB/OL]. (2015-03-29)[2020-08-02].http://www.cbsnews.com/news/polio-cancer-treatment-duke-university-60-minutes-scott-pelley/2015,3.29.

[78] LI Z Z, BAO S D, WU Q L,et al.Hypoxia-inducible factors regulate tumorigenic capacity of glioma stem cells[J]. Cancer Cell,2009, 2;15(6):501-513.

[79] GROMEIER M. Oncolytic polio virotherapy of cancer[J]. Cancer,2014, 120(21):3277-3286.

# 参考网站

向日葵儿童癌症信息网　http://www.curekids.cn

中华骨髓库　http://www.cmdp.com.cn/

果壳网　http://www.guokr.com

科技日报　http://www.stdaily.com

科学网　http://news.sciencenet.cn

National Cancer Institute　http://www.cancer.gov/

American Society of Clinical Oncology　http://www.asco.org/

American Association for Cancer Research　www.aacr.org

American Cancer Society　http://www.cancer.org

The American Childhood Cancer Organization　http://www.acco.org

Cancer.Net　http://www.cancer.net

National Marrow Donor Program　http://bethematch.org/

The National Association for Proton Therapy　http://www.proton-therapy.org

Seattle Cancer Care Alliance　http://www.seattlecca.org

Hepatitis B Foundation　http://www.hepb.org

Centers for Disease Control and Prevention　http://www.cdc.gov

U.S. Department of Health and Human Services　www.hhs.gov

International Agency for Research on Cancer　http://www.iarc.fr

United Nations, Department of Economic and Social Affairs　http://esa.un.org/wpp/

WebMD　http://www.webmd.com

Mayo Clinic　http://www.mayoclinic.org

U.S. Food and Drug Administration　http://www.fda.gov

New York Times　http://www.nytimes.com/

World Trade Organization　https://www.wto.org

Duke Medicine　http://www.dukemedicine.org

Memorial Sloan Kettering Cancer Center　http://www.mskcc.org

US News　http://health.usnews.com/best-hospitals/rankings/cancer

Nature　www.nature.com

Medline Plus　http://www.nlm.nih.gov/medlineplus

# 后 记

我从读书开始，最大的爱好就是尝试把复杂的科学问题简单化，让其他人能听懂。因此，有很长一段时间，我的职业理想是当老师。到药厂工作以后，虽然很喜欢学习药物开发过程，我时不时仍然思考自己是否更适合回大学当老师。直到意外开始写癌症科普文章，让我突然发现，这其实是个非常好的途径来满足我的爱好。

不仅如此，写科普文章本来算是"不务正业"，但越写越觉得对自己本职工作其实非常有帮助。这个过程促使自己去做了很多调查，读了很多文献，了解到很多以前只了解皮毛的东西。靠业余时间写科普文章，来提高自己的专业技能，是我万万没想到的。所以，如果大家喜欢做什么东西，就去做吧，也许会无心插柳呢。

希望自己这本书能实现两个目的：第一，帮助对癌症感兴趣的人了解疾病；第二，鼓励更多的科学家加入科学传播的行列。

这本书能够完成，需要感谢非常多的人：

感谢家人的理解和支持，有时码字太投入，家里其他事儿就忽略了。

感谢李南欣博士、贾咏博士、张洁熹博士、王昆博士、周舟女士提供或者共同写作的文章。

感谢蒋浩、图南夫妇，还有三乖绘制的优质插图。

感谢唐同学、端端和周优帮忙给文章润色。

感谢所有在癌症领域奋战的前辈，我的所有文章都来自你们的工作。

感谢"奴隶社会"的一诺师姐和华章师兄，是你们让文章开始传播。

感谢"健康不是闹着玩儿"的清华生物系校友郭霆、周优、祯科，很高兴大